JN084531

温かい医療をめざして

―サービスを支えるコミュニケーション―

もくじ

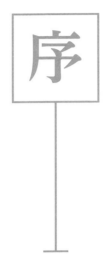

序

医療におけるサービスとは

医療はサービス業です。でも、そのことは顧客＝患者さんに対して「お客様は神様です」と言って平身低頭し、「ご無理ごもっとも」となんでも患者さんの言うとおりにするという意味ではありません。「顧客の求めに応えるものを提供する」ときに、同時に快適さを提供する仕事だということです。患者さんにとって**快適さとは、自分が手厚く温かい「もてなし」を受けていると感じられること**です。それが**ホスピタリティ**です。

　良い接遇・良いサービスは、患者さんを笑顔にします。

　自分が相手の人に行ったことで、その人が喜んでくれた時やホッとした顔をしてくれた時、自分も楽しくならない人はいないでしょう。逆に、相手の人がいやそうな顔をしたり怒り出したりしたら、どんなにこちらに非がなくとも自分の心は晴れません。

　医療は患者さんと医療者との共同作業なのですから、患者さんが気持ちよくならなければ、それ以降の診療は幸福なものとはならないはずです。**顧客＝患者さんが気持ちよくならなければ、私たちのお付き合いの幕が開きません。**仕事の場で、自分が接する相手が快適になるように努めるということは、自分が満足できる楽しい仕事をするということです。

　「自己の仕事における満足は、自己の仕事が他者の満足を生むことによって得られる」
　（杉村芳美『職業を生きる精神』ミネルヴァ書房 2008）

　良い接遇・良いサービスの基盤は、良好なコミュニケーションです。

　コミュニケーションはサービスの基本であり、良い接遇は良いコミュニケーションの入り口です。医療者は、誰もが患者さんに良い医療を提供しようと思っていますし、そのことを患者さんに感じてほしいと心から思っています。**その思いを伝えるのはコミュニケーションです。**

　患者さんは、つらい時に礼儀正しく接してくれる医療者に出会っただけでホッとしますし、嬉しくなります。患者さんの言葉に真摯に耳を傾けてくれる人、敬意を持った言葉づかいで話してくれる人、難しい医学知識をわかりやすく説明しようとしてくれる人に会うと、「よさそうな人で良かった」と思います。「よさそうな人で良かった」と感じることができた患者さんが、それからの患者 - 医療者関係を動かしてくれます。その働きかけに私たちが

応えれば、良好な患者 - 医療者関係が広がります。

良い接遇・良いサービスは、医療の質を深めます。

サービスには、コアのサービスとサブのサービスがあります（近藤隆雄『サービスマネジメント入門』生産性出版 2004）。

コア・サービスとは顧客が提供を求めるサービスの核であり、顧客はそのサービスを得るために料金を支払います。店で自分のほしいモノが手に入ること、交通機関によって目的地に着くこと、病院で適切な治療を受けられることなどがそれです。**いくら接遇が良くても、肝腎のコアのサービスが得られなくては満足しません。**

今日では、目的地に着きさえすれば良いと思う人はほとんどいないでしょう。多くの人は「目的地により早く着くこと」、「より快適な乗り物であること」「快適な接客サービスが受けられること」を求め、それを交通手段選択の基準にしています。安価に目的地に着くことも〈快適さ〉の一つです。

医療のコア・サービスは「早く良くする」「苦痛をとる」「病気をきちんと診断する」「適切な治療をする」「（治ることはなくとも）充実した人生を過ごせるようにサポートする」ことです。

サブ・サービスとは、コア・サービスに付随する副次的サービスですが、**顧客はコアのサービスは満たされて当然と考え、サブのサービスの良しあしに目を向けます。**サブのサービスは、コアのサービスが満たされていく過程で「一人の人間として大切にされている」と感じてもらえるということに尽きます。その思いが満たされないとき、医療そのものへの不信が生まれます。患者さんはサブ・サービスの悪い医療者のことは信じられませんし、積極的に自分の診療に参加しようとも思わなくなりますから、医療の場ではサブ・サービスとコア・サービスは重なり合っています。

期待以上のサブ・サービスが提供された時、患者さんの笑顔が生まれます。顧客が笑顔にならないサービスはありませんから、**患者さんを笑顔にしない医療は医療ではありません。**はじめから顧客がワクワクしてニコニコ顔でやってくるホテルや航空業界とは違って、医療の場は病いのために暗い顔で玄関に入ってきた人を、ふだんの笑顔にするところです。

私たちは患者さんの応援団

　患者さんの願いは、「良い医療者に出会いたい」ということに尽きます。医療はいつも病む人のためのものであり、**私たちは、患者さんの人生の応援団です**。患者さんのかけがえのない人生を尊重する人は誰もが応援団員です。

　患者さんを応援するということは、患者さんの「**人生についての夢をふくらませる**」ことができる場を提供すると言うこともできます。病気の人にとっては、これまで生きてきた個人史を肯定することができ、現在の出会いを喜ぶことができ、未来（残された時間）への夢を育むことができるということです。

　医療に関わることを自らの仕事に選ぼうと思い立ったとき、人は誰もが「人の役に立ちたい」「人を笑顔にしたい」と思っていたはずです。そんな**私たちの初心を患者さんの笑顔が満たしてくれます**。患者さんの笑顔のお蔭で、私たちは仕事を楽しむことができます。**自分が楽しくなれないサービスは、サービスではありません**。医療者が楽しそうに生き生きとしていなければ、患者さんが笑顔になれるはずがありません。

「この病院で良かった」と思ってもらえれば

　患者さんが病院から帰る時に、立ち止まり、振り返ってみて「この病院で良かった」と思ってもらえたら、時間が経って病院でのことを「良かった」と思い出してもらえたら、それは良い医療が行われた証です。

　もちろん、患者さんから見て、満点の医療も満点のサービスもありえません。それでも「（あんなことがあったから／あの人と出会えたから）**良かった**」「**この病院で良かった**」と思ってもらえれば、サービスとしては満点です。

　患者さんと接している**今という時間は、どれもずっと先の未来につながっています**。その未来を見つめて、その未来に患者さんや家族の心を支えられるように言葉を選び、支えられるような態度で接していく姿勢はかならず伝わります。

　「あなたに出会えて良かった」と患者さんに思ってもらえれば、**私たち自身の心も温かくなります**。私たち自身の人生が意味あるもの・豊かなものになります。医療者の人生にとって、患者さんに「この人に自分の人生を委ねるのは悔しい（そばにいてほくない）」と思われる人間になるよりも、「この

人に出会って良かった（そばにいてほしい）」と思われる人間になる方がきっと幸せです。

　良いお付き合いは患者さんを支え、同時に私たち医療者自身の人生を支えてくれます。

サービスは患者さんへの敬意のうえに

　患者さんの人生を尊敬し、敬意と親しさを持って接していくことが、お付き合い＝患者サービスの根本です。敬意と親しさ・温かさは、「丁寧さ」として現われます。患者さんに丁寧に接し、患者さんの話を丁寧に聴き、患者さんに丁寧に説明し、丁寧に診療行為を行うことに敬意が表れます。

　医療の世界では、患者さんのことを語る時に「・・・させる」という言葉がしばしば用いられています。「入院させる」「待たせる」「受診させる」「選ばせる」のように。けれども「馬に荷物を引かせる」「牛に耕させる」のように、「させる」は、使役の言葉です。このような言葉を使っていると、いつの間にか患者さんのことを自分が操作する対象として見下ろしてしまうようになります。自分が見下している相手にサービスを最大限に提供しようとは誰も思いません。見下ろされていると感じた人は、そのような〈目〉を持つ人を信頼することができませんし、心を許して接することもできなくなります。「させる」という言葉を医療の世界からなくすだけで、日本の医療は間違いなく変わります。

　（註）　本書で「患者さん」という場合、その家族や親しい人を含んでいます。

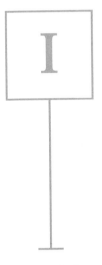

接遇はこれだけで十分

1 あいさつをする

あいさつがきちんとできれば、接遇はもう半分以上できています。
あいさつは、「ようこそ、ここへ」という思いを込めて、こちらから先に、
明るく、穏やかに言います。

　患者さんの頭上には、いつも不安と緊張の雲がかかっています。患者さんと会った時、**まず必要なのはその緊張をほぐすことです。**患者さんが緊張していては、医療者との付き合いは始まりません。
　「緊張をほぐす」ということは、つらい状態で病院に来た人に「温かく受け入れられている」と感じてもらえるように接することであり、一言でいえば「良かった、これで一安心」とホッとしてもらうことです。
　患者さんの緊張をほぐすことは、患者さんと会うときの自分の緊張もほぐします。

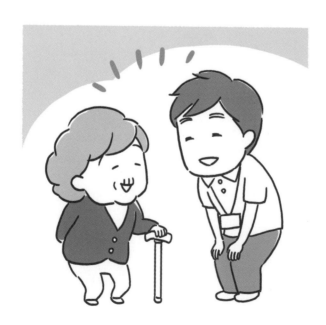

接遇は、自己紹介とあいさつから始まります。

・初対面の時には、かならず**自己紹介**します。

　「はじめまして。医師（看護師、・・・・）の○○です（○○と申します）。よろしくお願い（いた）します」（「○○といいます」は不可）

・名札をお見せしながら自己紹介します。名札は相手に見えるようにきちんと付けます。

　きちんとした丁寧なあいさつは、それだけでホスピタリティを高めます。

・あいさつは、**「ようこそ、ここへ」**という思いを込めて、こちらから先に、**明るく、穏やかに言います。**

・**「きちんと」**ですから、「おはよう」ではなく「おはようございます」です。

・**やわらかいことばで、ゆっくり丁寧に、**柔らかな目つきで相手の人の顔を見て、少し微笑んで言います。

・「おはようございます。今日は暖かいですね」のように時候のあいさつなどを**一言添える**と、親しみが増します。「素敵な服ですね」「さっぱりされましたね」など良いことに気付いた時には、そのような言葉を添えることもありますが、少し親しくなってからのほうが良いかもしれません。

・体育会系のノリの「元気の良い」大声のあいさつは、病気で具合の悪い人には耳障りです。

・丁寧なあいさつを心がければ、表情は自然と和らぎます。**「ようこそ」「よく来てくださいました」**という表情に患者さんはホッとします[1]。

・「何しに来たんだろう」「何を言い出すのだろう」「どんな人なのだろう」「変な人だといやだな」という訝しむような表情は、すぐに感じとられてしまいます。患者さんと接するところでは「ようこそ」という思いをいつも on にします。

・相手の人が「おはようございます」「こんにちは」と先に言っているのに、「はーい」とか、もごもご「お〜〜〜す」とか、黙って頭を下げるだけというようなものは、あいさつではありません。「はい、おはようございます」の「はい」は不要です。

・相手の人があいさつしてくれた時にきちんと返さなければ、それだけで信じてもらえなくなります。あいさつをきちんとしないということは、

相手を対等な人間として認めていないということです。

・**手抜きしたあいさつから良いお付き合いが生まれることはありません。**
　あいさつは〈祈り〉だからです [2) 3) 4) 5)]。

　　　Good morning、Guten Tag という言葉には「今日が良い日でありますように」という願いが込められています（ドイツ南部やオーストリアでは grüß Gott「汝に神のご加護がありますように」と言い、祈りそのものです）。「こんにちは」にも相手の無事を祝福する意味があります。この祈りには、「これからのお付き合いがうまく行きますように」「これからよろしくお願いします」という願いが込められています。

「気にしていますよ」「覚えていますよ」

　前回受診時に交わされた話や患者さんの症状についての言葉を添えます。「覚えてくれていたんだ」と患者さんはうれしくなります。「自分の症状について、わかってくれているんだ」と医療者間の情報共有ができていることに安心します。

受診についての情報用紙や予診用紙を見て
「今日は○○からいらしたのですね。今日は道路が混んでいて大変だったでしょう」
「○○の症状が続いているのですね。おつらかったですね」
カルテで確認して
「この前お話しになっていた・・・・はどうなりました」
「前回は・・・・で受診なさったのでしたね」「前回は・・・で良くなったのでしたね」
「生活では・・・を控えるようにしているとのことでしたが、今も続けておられるのですか」
「・・・・のお仕事をしておられるのでしたね」
朝、病室に入って
「昨日はお散歩ができたんですってね」
「あまりお休みになれなかったようですね」
「昨夜は○○（症状）が出たそうですね」「昨日から熱が下がりましたね、良かったですね」

お礼とお詫び

　丁寧なあいさつに加えて「お礼」と「お詫び」がきちんとできればもう万全です。この3つがきちんとできることがマナーの基本です[6) 7)]。

・〈お礼〉も〈お詫び〉も、**「きちんと」**言わないと思いが伝わりません。なんでも「どうも」「すみません」「ごめんなさい」で済ませる人がいますが、それでは困ります。「ありがとう」という「上から」の言葉もよくありません。

・「ありがとうございます」ときちんと言います。そして「（本当に）助かりました」といった言葉が添えられると謝意がよく伝わります。

・「申しわけありません」「失礼（いた）しました」という丁寧なお詫びが必要なことがあります。患者さんとの会話中や処置中に、電話に出たり、用事でその場を外したりすることがありますが、そのような際に会釈や「どうも」程度では不十分です。

・患者さんから「ありがとうございました」と言われて、「はーい」などと言うのは返事ではありません。日本語には「どういたしまして」という言葉があります。

・インタビューのとき、患者さんがこちらの質問に答えてくれるたびに「ありがとうございます」と言う医療者がいますが、不要です。処置などを行うごとに「失礼します」と言う医療者がいます。医療の場面ですから「失礼します」と言うほうが良い場面は確かにありますが、あまり頻繁に言われると違和感が生じます。「ありがとうございます」「失礼します」の連発は不自然ですし、かえって「形だけで」心がないと受け取られかねません。

　あいさつ・お礼・お詫びは、子どもの頃に誰もが躾けられたことです。それがきちんとできれば、十分なのです。逆に言えば、こんな**最低限のこと**さえできない人はそれだけで信頼してもらえません。

「お待たせしました」は魔法の言葉

　患者さんは、いつも待っています。待ち時間を短くするということはサー

ビスの基本目標の一つです。

　外来受診では、患者さんはかならず待たされます。病院の規定の外来診療開始時間までは待っていられますが、それを過ぎてもなかなか診療が始まらないとイライラしてしまいます。体調が悪くなって「病院に行こうかな、どうしようかな」と思い出してから、実際に病院に来るまでにずいぶん時間がかかっている人がいっぱいいます。これも「待ち時間」です。受診日の何日も前から仕事の采配や学校への連絡、家事の調整などいろいろの準備をしなければなりません。前の晩は不安で眠れない人もいるでしょうし、朝食がのどを通らない人もいるでしょう。これも「待ち時間」のうちです。

　入院すると、受持医や看護師の来室を患者さんは待っています。トイレやテレビも我慢して待ちます。でも、日によって訪室する時間が異なる医師がいます。予告なしに、ぜんぜん顔を見せない日もあります。看護師のケアの時間も、なかなか予定通りにはいきません。

　病院での待ち時間は、デートを待つような楽しい時間ではありません。「なにか悪いことを言われるのではないか」「なにかいやなことをされるのではないか」とハラハラしながら待つ長く不安な時間です。待つ時間の長さが不安な気持ちを増幅します。

- **「お待たせしました」は魔法の言葉**です。「（たいへん）お待たせ（いた）しました」とやさしく言ってもらえるだけで、待っていた時のイライラや不安が和らぎます。ある病院で、いつも混雑して殺伐としていた外来の空気が、医師がかならず「お待たせしました」と言うようになってから、とても和らいだという話を聞きました。「お待たせしました」と言ったのに「本当だよ」と患者さんが返してきても、嫌な顔をしてはいけません。
- 検査や処置の時間もしばしば予定がずれますが、約束の時間に遅れるということは私たちが〈時間泥棒〉になっているということなのですから、**お詫びするのはあたりまえ**です。
- 実際の医療の現場では、さまざまな理由で約束の時間を守れないことがありますが、そのような場合にはかならず「どうして（事情の説明）」や「どれくらい（いつ頃になるか）」について案内します。鉄道が遅延する時に事情や時間についての説明がされなければイライラしますが、病院ならなおさらです。
- 待っていただく場合には、「お待ちになっている間にお困りのことがあ

れば（具合が悪いようでしたら）、いつでも声をおかけください」とい
うような言葉を添えます。

・医療者の事情について、あらかじめわかっているものはお知らせします。

　「来週から担当が変わります」（この場合は次の担当者と一緒に挨拶をします。）「次
の○○先生には、これまでのことや△△さんのお考えについて、よく伝えてあります
ので」

　「明日は都合で午前中は病院に居りませんので、代わりの○○が（チームの○○が）
伺います」

　「来週は学会のため来られませんが（外来は休診しますが）、お困りのことがあり
ましたら・・・・」。

コラム

　私は外来診療時には、立って診察室の扉を開けて、患者さんを直接お呼びし
て、入っていらっしゃるのを待ち、あいさつし、着座を勧めてから私も座るよ
うにしています。自宅に来客を迎えるときには誰もがそうしていると思います。

　こうすることで、患者さんは、マイクの大きな音を聞くことも、無味乾燥な
番号表示を見つめ続けることもなくなります。ドアをノックする必要もありま
せんし、具合が悪いのにドアを自分で開ける必要もなくなります。ノックして
「どうぞ」という声に耳を澄ませ、「失礼します」と言って入室し、椅子に座っ
ている医師に対面するという〈上下関係の感覚〉の居心地の悪さだけで、患者
さんはコミュニケーションに躓きそうです。

　そのとき医師である私には、診察室に入る時の患者さんの行動や動作からた
くさんの診療情報が手に入ります。待合室の様子をさりげなく見わたして、そ
の場の状況を知ることができますし、待っている方に声をかけることもできま
す。

「地獄で仏」と感じてもらえたら

　病院は「怖い」ところです。検査も治療も痛そうですし、辛そうです。注射器を見るだけで、ぞっとします。診断がついたら〈病人〉にされてしまい、そこから人生が変わってしまいます。「人の生き死に」を見慣れている白衣の人とまともにつきあえそうな気がしません。それでも、具合が悪ければ、何か検査値の異常を指摘されれば、病院に来るしかありません。患者さんは病院の玄関を入った時から、ずっと〈地獄〉にいるような気がしています。

　患者さんは「良い医療者に出会いたい」「自分の担当が良い人だといいな」と思っています。それで、自分と関わる医療者の良いところを見つけたいと、目を皿のようにしています。医療者の温かい言葉や態度が少しでも感じられるように、患者さんは温かさを受け止める receptor をたくさん用意しています。その receptor が温かさをキャッチすると、それがほんの少しであってもホッとしますし、嬉しくなります。その医療者のことを「良さそうな」

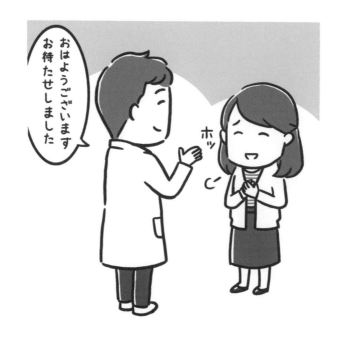

おはようございます
お待たせしました

ホッ

人だと思います。時には「過度に」好意的に受け取ってくれます。

　医療者が圧倒的に「強い」世界だからこそ「わあ、こんなふうにていねいにあいさつしてくれるんだ」と驚いてもらえれば、あいさつには無限の力があります。温かいあいさつに、患者さんは自分に敬意が払われていると感じ、自分が歓迎されていると感じます。ホッとする一言・温かく感じられる一言を言ってくれる医療者との出会いは、まさに「**地獄で仏**」です。「**良かった、これで一安心**」。不安でいっぱいの患者さんの心が落ち着きます。出会いの瞬間は、その医療者への信頼を生み、その医療機関への信頼を生みだす貴重な瞬間です。はじめて出会った時の「わあ、良い人で良かった」「良さそうな人で良かった」と感じたとき抱いた、その医療者が「仏」＝自分の味方だという印象はそのあとずっと続きます（ハロー効果と言います）。患者さんは医療者に好意的に接してくれますし、こちらの言うことを好意的に受け取ってくれます。「**はじめ良ければすべて良し**」です。

　　患者さんとどうもうまくいかないとき、「はじめ」に問題があることが多いものです。そんな時、患者さんはほんの少しだけ不快な表情を示しているのですが、医療者は気付いていません。
　　はじめに低く評価されそうな態度で接し、あとで良い態度で接すると、その差のお蔭で評価がとても上がることがありますが（ゲイン効果）、テクニックとしてそれを狙うことはお勧めしません。

　そこからは、患者さんが、私たちの関係を良い方向へと動かしてくれます。
　信頼関係は、ゆっくり時間をかけて育まれるものです。しかし医療の場では説明や決断に時間をかけていられない緊急の場合もあります。そのようなときこそ、**第一印象で好感をもってもらうことが信頼関係を生みます。**
　医療者がコミュニケーションを進めていくと考えるのは間違いです。コミュニケーションは患者さんと医療者との共同作業であり、患者さんがコミュニケーションを進める主役です。
　「先生、（良い人そうだから）頼りにしてますよ」という患者さんの思いがその原動力となります。お互いに相手の好意を感じたら、それに応えたくなります。相手の好意をないがしろにできる人はいませんし、「応えないと悪い」

という気になります。お互いの好意をないがしろにしなければコミュニケーションは良い方向に深まっていきます。好意の応酬から生まれる温かい雰囲気が、人と人との関係を良い方向に進めます。

1) 「(中井先生は) 患者さんと会うときは言葉にしなくていいから心のなかで『よく来たね。久しぶりだね』と呟きながら会いなさいと」『文芸別冊　中井久夫－精神科医のことばと作法』河出書房新社、2017 年
2) 「『おはよう』・・・・が言いたいのは、『私はあなたの平安を望んでいます。私はあなたのために今日がよい天気であることを望んでいます』ということ・・」竹内敏晴『思想する「からだ」』晶文社 2001
3) 「微笑も挨拶も、相手を無害化し、同時にこちらの緊張を解く」中井久夫『統合失調症をほどく』ラグーナ出版 2016
4) 「『こんにちは』という時、あなたを認識するより先に、あなたを祝福している。コミュニケーションの場そのものを立ち上げている」内田樹『レヴィナスと愛の現象学』文藝春秋 2011
5) アイヌ語のこんにちは＝『イランカラプテ』は、『あなたの心にそっと触れさせていただきます』という意味。瀬川拓郎『アイヌ学入門』講談社現代新書 2015
6) 「友人や仲間をたくさん作る時に忘れがちなこと・・・『ごめんなさい』と『訂正します』と『ありがとう』の三つです」岡田憲治『デモクラシーは、仁義である』角川新書 2016
7) 「他人を事物ではなく『顔』をもった相手として経験することが道徳経験の根幹を形成している。・・・そのことがたとえば挨拶や対話をするという行為のうちで具体化されている」植村玄輝・八重樫徹・吉川孝『現代現象学』新曜社 2017

2 外見を整える　マナーは人間関係の基本 [1)]

人はみかけで判断されます。人の心は態度で判断されます。
服装・身だしなみが乱れている医療者に、大切な命を預ける気になりません。
みかけが悪い人、立ち居振る舞いが粗雑な人は、それだけで信頼を損ないます。

　人はまず外見（みかけ）で判断されます。外見が患者さんから見て好ましいもの（医療者としての期待される姿）でなければ、それだけで患者さんの心に壁ができてしまいます。

　　人は、生きていくうえで危険を避けるために、肯定的情報より否定的情報を重視し（ネガティビティ・バイアス）、そのような情報を発するものから身を遠ざけようとします。否定的情報ととられる外見を示すことは、自ら患者さんを遠ざけています。

服装・みだしなみ

・服装はラフであるよりは、きちんとしている人の方が信頼されます。大切なお金を預かる銀行員がきちんとした身なりをしているのは、そのほうが「お金を託しても大丈夫そう」と信頼されるからです。医療の場では「命を預ける」のですから、なおさらです。
・白衣は絶対に清潔でなければなりません。全体が汚れているものは論外ですが、袖口、衿、裾など、自分には見えにくいところにも気を配ります。血液の付着した白衣は、患者さんにはとてもいやなものです。
・白衣の前ボタンはきちんととめます。公式の場では上衣の前ボタンをとめるのが礼儀であり、患者さんと出会う場所は医療者にとって「公式の場」なのです。どのような服であれ、服をだらしなく崩して着ることはだらしない人柄の表れと受け取られます。
・聴診器を首にかけている姿はよく見かけますが、首に聴診器をかけたまま患者さんとお話しするのは基本的には失礼なことだと心得ておきま

しょう。

・白衣の下の私服・下着・靴下（ストッキング）も華美にならず、清潔を心がけます（透けて見えます）。ネクタイをしている場合には、きちんと締めます。

・サンダルや踵を踏みつぶした靴、汚い靴・履き古した靴などは見る人に不快感を与えます。汚い靴は病院を不潔にします。音の出るヒールなどは非常識です。

・ぼさぼさの髪の毛・寝ぐせ、茶髪、無精ひげ・伸びた爪・汚い爪（マニュキアやつけ爪も入ります）、濃い化粧・強い香水、派手なメガネ・装身具などは、医療の場にはふさわしくありません。

美しい物腰・立ち居振る舞い

自分が患者さんにはどうみえるかを気にすることは患者さんへの気配りです。

以下に挙げるような態度は患者さんを不快にし、落胆させてしまいます。

・廊下を腕組みしながら難しい顔をして歩く。
・ポケットに手を入れて歩く、あくびしながら歩く。
・ペタペタと足を引きずるように歩く、だらだら歩く。
・「肩で風切る」ように歩く（尊大な印象）。
・壁にもたれてエレベータを待つ。
・患者さんや職員にあいさつも目礼もしない。
・廊下の真ん中で同僚と大声で雑談している。
・作業中や歩行時にあくびをしている。
・からだをくねくねする。だらしなく椅子に座っている。

このような態度の人は、自分が患者さんにどう見えるか気にしていないのです。患者さんの目を気にしない態度は、患者さんの心を大切にしていないことの表れです。**美しい物腰・立ち居振る舞いは、患者さんと自分への気配りです**[2]。

人は「歩き方」「服の着方」「笑い方」「あいさつの仕方」「エレベータのボタンの押し方」（乱暴に押す人が少なくありません）といった「ちょっとし

た動作」で判断されるものです。

　きちんとした服装、凛とした美しい〈物腰〉〈立ち居振る舞い〉は人としての奥ゆかしさであると同時に、思いやりの表れです。患者さんも、「白衣をきちんと着て、さっぱりした身なりで、颯爽と歩いてきて、待っている患者さんに会釈をして通り過ぎる」医療者、きちんとした姿勢で座る人のほうを信頼します。

　服装を整え、姿勢をただし、颯爽と歩くと、自分の気持ちも変わってきます。

　相手の人に敬意を持って、相手に不快な思いを与えない態度を取り続けることは、自分に敬意を抱いてもらうことにつながります。相手の人から品性・品格の次元で敬意を持ってもらえるだけでも、人間関係は深まります。品性・品格の次元で敬意を持てない医療者に対して、患者さんが「攻撃的」になることはあり得ることです。

　　　スクラブを着ているときは、つい歩き方や動作がだらしなくなりがちなので（体育会系のノリになっています）、ふだん以上に良い姿勢・きびきびした動作を心がけるようにします。アメリカの外科学会は、手術室外ではスクラブを着用しないように勧告しています。

お辞儀

・お辞儀は、首を動かすだけではなく、きちんと上体を傾け、ゆっくり戻します。「首だけ、ぴょこん」はお辞儀の内に入りませんし、心からのものとは受け止めてもらえません。
　心からのお辞儀をすることは快いものなので、自分が快く感じられないとき、そのお辞儀は心からのものではないのです。「いかなるときでもお辞儀は、し足りないよりもし過ぎたほうがよい」（トルストイ）
・病室に入る時などに深いお辞儀は必要ないと思いますが、一瞬立ち止まってのお辞儀や会釈は欠かせません。
・人の前を通る時に、軽く会釈するとスマートです。

指し示す

・部署の案内をする時や人を指し示す時には、人差し指だけで指し示すのではなく、手のひら全体で示すようにします。「ほら、ほら、あの人（あれ）」というように人やモノ・方向を指1本で指して良いのは、ごく限られた場合しかありません。

・「あの人」「座ってください」「そちらへ」と言いながら、あごでしゃくって示すような動作は論外です。

モノを丁寧に扱う

・診察券や保険証は両手で扱います。
患者さんにとっては診察券も保険証も自分の大切な持ち物です。それは自分の身体の一部のようなモノなのです。他人の大切なモノを片手で扱うことができるのは上位の立場の人だけです。自分の大切なモノを粗雑に扱われると、自分の身体と心までもが粗雑に扱われたような気がしてしまいます。

　「（ある事務職員が）レントゲン袋を両手で受けとってくれたのがうれしかった」という投書をいただいたことがあるのですが、「こんなことが喜ばれるほど、病院ではしていないのか」と私は落胆してしまいました。

・どんなモノもていねいに扱います。**心は手つきに表れます。**心をこめてモノを扱わない人が患者に優しくするとは考えにくいでしょう。モノには、患者さんの私物や荷物、病院内の備品や資料、すべてが含まれます。医療器具や書類を放り投げるところを見た患者さんは、そのような人が自分に丁寧に接してくれるとは思いません。

心は態度で判断される

　職員のこんな態度は不愉快ですし、患者さんの方に心が向いていないと思われます。

- 立って話しかけている人に対して、座ったまま話す。
- 相手の顔を見ずに話す。
- 仕事の手を止めずに、相手の人と話す。
- 患者さんがおられるのに、職員どうしで雑談している。
- 職員どうしで雑談していて、声をかけてもすぐに反応しない。
- 廊下や階段で道を譲らない。

ナースステーションなどで
- 朝から前の日に遊びに行ったことの報告をしあっている。
- 申し送りが終わってもすぐ病室に行かずに医者と看護師が談笑している。
- 昼食やアフターファイブの相談を大きな声でしている。

ちょっとした心くばりで患者さんは嬉しくなる

- 患者さんが困っていそうなら、声をかける。
- 患者さんの持ち物を丁寧に扱う。
- 道を譲る、通路の邪魔にならないように心がける。
- エレベータ・エスカレータに先に乗っていただく。
- エレベータで、戸が閉まらないように開ボタンを押して患者さんを待つ。
- 患者さんの前を通るとき、すれ違うときには黙礼する。
みんなが颯爽と、仕事に取り組んでいる姿に、患者さんは信頼を深めます。

キョロキョロする

- 医療者はいつも患者さんのことを気にかけて、前後左右にキョロキョロと目配りするほうが良いのです。廊下を歩きながらキョロキョロしていると、患者さんの状態の変化や器械の不調、ちょっとした室内の異変が目に留まることがあります。
- 「誰か困っている人はいないかな」とキョロキョロしている人からは「お手伝いしたい」というオーラが出ていて、患者さんが声をかけやすくなります。「忙しいから声をかけないでね」というオーラを出していると

大事なことも言ってもらえなくなります。

・キョロキョロしている患者さんを見かけたら、「なにかお困りですか」と声をかけます。その心配りに患者さんは嬉しくなります。

医療者は走らない

・医療者は、「患者さんの急変」「大災害」などのとき以外は走らないのが原則です。

・医療者が走ることは、騒音をたて、埃をたて、患者さんを不安にします。

・柱のかげ、待合いの入り口、トイレの入り口、廊下のまじわるところ、どんなところからでも人は飛び出してきます。子どもがいつ飛び出してくるかもわかりません。お年寄りや体の不自由な方は、走ってくる人を避けられません。人が飛び出してこないか、子どもがいたら突然どこかへ走り出さないかなどに注意をはらいながら歩くのが基本です。

・病院内で、あらぬ方向を見て歩く、スマホを見て歩くのは非常識です。

療養環境というサービス

　病院の外観、患者に配慮した内部の造り、清潔さ、暖かさが感じられる内装・調度、気くばりされたカラーコーディネート、きちんとした掲示物などのすべてが、私たちから患者さんへのメッセージです。患者さんは、こうしたことから病院の雰囲気や私たちの姿勢を感じ取り、ホッとしたり不安になったりします。内装や色彩についての好みは人によって異なりますが、そのようなことに気を配っていることが感じられたら、それだけでその病院は信じられそうな気がします。

清潔・整頓

　医療は清潔が第一です。

　汚れている診察台のシーツ、乱雑な診察机の上、患者さんに見えるところに置かれた整理されていない書類の山や不潔物品、汚いトイレ。こうしたものを見た患者さんは、不潔な医療、粗雑な医療が行われているのではないか

と思います。見慣れてしまうと、職員には気になりません。

掲示・案内

　病院の案内表示は、患者さんのためのものですから、患者さんに「わかりやすい」ものでなくてはなりません。以下のような掲示物を見た患者さんは、見る人への心遣いが欠けている病院と思います。

- ・職員や何度も来院したことのある人でないとわからないような言葉や表現のある案内
- ・医療の専門家でないと意味がつかめないような制度変更についての「告知」
- ・小さい字でこまごまとしたことが書かれている「お知らせ」「お願い」
- ・整っていない字・下手な字で書かれている掲示
- ・色あせている掲示、剥がれかかっていたり、部分的に破れている掲示
- ・病院の「言いわけ」や、とりあえずの免責のために書かれていると思われる掲示
- ・しばしば掲示物の言葉づかいには、〈上から目線〉のものがあります。一度印刷されたものは修正しにくいので、作成時には複数の目で言葉づかいをチェックします。
- ・掲示に書いてある通りに患者さんがしていないのならば、掲示が悪いのです。書いてあることの意味が良くわからないことも、目が悪くて文字が読めないこともあります。「掲示を読んでいないのですか」「掲示に書いてあるでしょう」というような対応ではなく、まず「ご案内がわかりにくくて申しわけありません」という言葉から始めます。
- ・掲示や案内用紙にわかりやすく書いてあることでも尋ねてくる人がいます。何はともあれ「そこにいる人に尋ねてみよう」「人に尋ねるほうが確かだろう」と思うのはあたりまえのことです。尋ねられたら、丁寧にお答えします。
- ・個人用の説明書や案内図といったものが用意されるべきです。

職員も時には待合室の椅子に座って、掲示を見直してみると良いと思います。

院内放送

- 院内放送については、病院の静粛を破るものですからできるだけ少なくします。職員の呼び出し、会議の招集などに院内放送を用いるべきではありません。
- 患者さんを呼び出す場合、プライバシーに配慮します。武蔵野赤十字病院では、交換台にこちらの部署名と相手の名前を伝え、交換台は「ご来院中の○○○○さま、お近くの窓口に声をおかけください」のように放送しています（声をかけられた窓口の職員は交換台に確認します）。
- 院内放送で依頼する場合、正確な名称を用いるようにします。オペ室→手術センターなど。
- 職員を「・・・にご連絡下さい」と放送しなければならない場合には、「・・・」は内線番号で放送します。「放射線当直の方、救急センターに至急ご連絡下さい」というような放送を聞いた人は、「この病院の救急の体制はどうなっているんだろう」と不信感をいだくでしょう。
- 大事件の時以外は、「至急」「大至急」というような言葉は使わないようにします。

生活環境

　自分の家のような、何かホッとする雰囲気があると患者さんの心は和みます。

　身の回りの整理整頓・清潔、花や風といった季節感への細やかな心配り。そういったものを通して、患者さんは見守られていることを感じ、そのような人に心を開きます。そのためには、私たち自身が自分の日々の暮らしの手触りを大切にすることが欠かせません。暮らしの手触りを大切にしていなさそうな人には「話してもわかってもらえないだろう」と、患者さんは口をつぐんでしまいます。

「日本の文化、社会を十分に理解せずしては、入院に関しても真実を捉えた解明がなされ得ない」（大貫恵美子『日本人の病気観』岩波書店 1985）

・病室の温度に気を配る、外の景色が見えるようにする、時には窓を開けて風を入れる、壁の絵が傾いていたら直す、布団やシーツが乱れていたらさりげなく整える、ごみを拾うといった心遣いが、見る人の心を和ませます。

・**静粛**を心がけます。職員の大声や大笑い・響く足音、大きな放送音が病院の中には溢れがちです。器械・器具を扱うときの金属音や物品を片付けるときの粗暴な音、氷を扱う音、ドアの開閉音などに、職員は鈍感になっています。

ナースコールによるスタッフや患者さんの呼び出しは極力さけます。

これらすべてが、具合の悪い人には〈暴力〉です。ナイチンゲールの『看護覚え書』では「物音」「ベッドと寝具類」「陽光」「部屋と壁の清潔」などがそれぞれ章になっています。

・室内レイアウトは、プライバシーを守るように配慮することが必須です。最近では、カーテン、家具の配置、個室の整備など、いろいろな工夫がされています。

隙間のない病院は息苦しい

病院には、患者さんや家族が、ひとりで、ぼーっと時間を過ごせる〈すきま〉のような場所がそこここにあると良いと思います。一人でこれからのことを考えたり、一人で物思いにふけったり、頭をからっぽにできる時間と空間が療養環境には欠かせないのではないでしょうか。隙間のない病院は息苦しいのです。その息苦しさから、患者さんとスタッフとの間がぎくしゃくする危険性がないとは言えません。レストランや理容室がその空間を提供していることも少なくありません。

1) 「マナーは計算されて作られている。きちんと考えて行動すれば、みんなそのマナーに行き着くのである。そのマナーに行き着かない人は、対人関係を考えていないのではないか」竹内一郎『人は見た目が9割』新潮選書 2005
2) 「『私』とは、精神でも肉体でも脳でも関係でもなく、『ハビトゥス』である・・。私とは立居振舞である」山内志朗『〈つまずき〉のなかの哲学』日本放送出版協会 2007

3 敬語を使う・美しい言葉を使う

敬語は、自分の心も、その場の雰囲気も穏やかにします。
穏やかな雰囲気は、患者さんの心を和らげます。医療者の心も和らぎます。
敬語を使っていると、言葉が美しくなってきます。

丁寧な言葉・敬語を使う

接遇・サービスの根底にあるのは、相手の人への敬意です。敬意を伝えるのは、マナーであり、敬語です。

敬語は、相手の人にこちらが敬意を抱いていることを表します。同時に、親密になりすぎないように一定の距離を置いていることの表れでもあります。

・敬語を「よそよそしい」と言う人がいますが、温かい雰囲気の中で自分に敬意が払われて嫌な気がする人はいません。**温かい雰囲気で語られる敬語は人の心を温かくしますし、話す人への好感度を増します。**

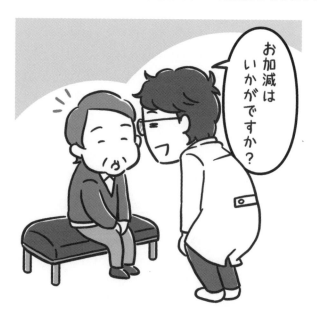

- 患者さんと向き合った温かい表情・真剣な表情から発せられた敬語は、どんなに丁寧でも決してよそよそしくはありません。敬語が心からのものか否かを、人は話す人の口調や雰囲気から判断します。表情、姿勢、動作・歩き方、服装・身だしなみといったもののすべてが、心を伝えます。
- **敬語を使っていると、自然に自分の心も、その場の雰囲気も穏やかになってきます。**穏やかな雰囲気が、患者さんの心を和らげます。
- 心は言葉や態度に表れ、言葉や態度は心を生み出します。
- 敬語を使っているうちに、だんだん言葉は美しくなってきます。

正しい敬語なんて、気にしない

- 「敬語は難しい」と言われますが、多少の間違いなど気にせずに使ってみましょう。患者さんは国語の先生ではありませんから、多少の間違いに目くじらを立てたりしません。敬語を一所懸命使おうとする人の姿勢に嬉しくなります。
- **敬語の基本は、「です」「ます」で話すこと**です。いつも「です」「ます」で話すことができるようになれば、それに続く言葉もきれいになっていきます。
- 敬語を使うことは姿勢の表れであり、正しい敬語を使うことは知性の表れです。敬語を意識しだすと、職場だけでなく街中での会話やテレビでの言葉を含めて、他の人の敬語が耳に入りやすくなります。そのことで敬語は洗練されていきます。場に応じた適切な敬語は「習うより慣れろ」です。
- 同僚に対しても敬語で話すようにします（相手が年下でも、職種が違っても）。
- 院内の掲示物や文書類についてはとくに敬語が適切なものか意を払わなければなりません。敬語に詳しいスタッフの参加する委員会や部署で確認するシステムの整備が必要です。

医療者のなにげない言葉が上から目線

　医療者が「なにげなく」話す言葉がしばしば上から目線のもので、少しずつ患者さんのプライドを傷つけます。小さな不快感も積もれば、山のような不快感になります。

　なにげなく言葉を発することができるのは「力が強い」「上位」の人だけです。職員は病院長に話すとき言葉を選びますし、社員は社長に話すとき言葉を選びます。患者さんは医療者にとても気を遣って言葉を選んでいるのですから、言葉を無神経に使えてしまう医療者の立ち位置自体が、患者さんには不快です。言い方を少し変えるだけで、立ち位置が変わります。

・「してください」
・医療者は依頼の言葉だと思いますが、患者さんには「命令」としか聞こえません。もともと日本語の依頼には、言葉は丁寧だが相手に NO を言わせない強引さがあります。(笹川洋子『日本語のポライトネス再考』春風社 2016)
・「していただけませんか」「していただけますでしょうか」「お願いいたします」というのが依頼の言葉です。
・「ください」と言う場合、「出してください」「待ってください」「来てください」ではなく「お出しください」「お待ちください」「お出でください」です。
・「きまりですから」「だめです」
　　これでは、医療者は患者さんの希望に対して何の工夫も努力もしない、別の方法の提言もしないと宣言しているようなもので、取りつく島もありません。このような場合、
・お断りしなければならない理由をきちんとお話しします。
・その代わりにどうすれば良いか、私たちにどんなお手伝いができるかなどを説明します。
・何か求められた時には、応える場合でもお断りする場合でも、「求めた人が悪い」という印象を与えないような言い方を心がけます。
・「うん」「うん、うん」「はあ」「ほお」「あ、そう」
　　このような返事は、目上の人に対しては絶対にしません。
・「(熱、痛み、下痢、・・・)は?」「(調子、・・・)は、どう?」

ぞんざいな感じがします。「・・・はありませんか」「いかがですか（「ど
うですか」ではありません）」と、後半の言葉をきちんと言うべきです。
・「お変わりありませんね」は絶対にダメですが、「お変わりありませんか」
でも医療者が早口であれば患者さんは「はい」としか言えなくなります。
・「・・・ね」
　　言葉の最後に「ね」を付ける人は多いのですが、「ね」は要注意の言
葉です。柔らかく添えられた「ね」には優しさが感じられますが、きつ
めの言い方の「ね」がやたらとつけられれば「馴れ馴れしさ」や「押し
つけがましさ（同意の強要）」にしかなりません。「『ね』が、馴れ馴れ
しくて不快だった」という投書をいただきました。
・「すみません」「ごめんなさい」だけでは
　　どんな時もこの言葉で済ませる人がいますが、この言葉も上の人の謝
罪の言葉です。道を譲ってもらった程度のことならば「すみません」で
すが、「申しわけありません」「たいへん失礼いたしました」といった言
葉で謝ることを原則としておくほうが良いと思います。つっけんどんな
「すみませんね」は謝罪よりは〈敵対〉と受け取られます。
・**指導的な雰囲気の言葉**
　　病気のことを「話してあげる」「説明してあげる」「教えてあげる」と
いう指導的な言葉を医療者は使いがちですが、その雰囲気に人は傷つき
ます。
　　「職員（医師・病院）の指示」という言葉は、医療者中心の言葉です。
非常時を除けば、たいていは「お願いする」「お勧めする」「提案する」
という言葉で表せるはずです。それに「指示に従えない」人は、何か困っ
ている場合が少なくありません。

美しい言葉は人柄のあらわれ

・**〈美しい言葉〉には敬意が感じられ、〈美しい言葉〉を使う話し手も美し
くみえます**
　　美しい言葉で話しかけてくる人には、丁寧な言葉が返ってきます。
　　美しい言葉は品格の表れです。品格の感じられる人には、人は敬意を
払います。

・患者さんは、お名前でお呼びする

　「おじいちゃん」「おばあちゃん」「ぼく（子どもに対して）」などは使うべきではありません。固有名詞でお呼びします。「あなた」「あんた」「おたく」は絶対にだめです。

　同僚を呼ぶ場合にも、名前の呼び捨てや、下の名前・「ちゃん」づけ・あだ名・愛称で呼ぶようなことは、職場ではすべきではありません。

・幼児言葉、赤ちゃん言葉

　幼児言葉、赤ちゃん言葉で患者さんに話しかけることは、どんな場合でも絶対にすべきではありません。相手が子どもの場合でも「ほどほど」にします。「大人に対するようなきちんとした言葉で話しかけてもらえたことが嬉しかった」と、子どもの時の受診経験を話してくれた医学生がいました。

・業界用語・うちわの言葉に気をつける

　「けいれんのエピソードはありましたか」という言葉に、患者さんは怒ってしまいました。医者にとってエピソードとは医学的な出来事という意味ですが、普通の人にとってエピソードは「楽しい」「ほほえましい」出来事です。業界用語は患者さんには伝わりにくいのです。

　「麻酔して、やるよ」という言葉に、患者さんは「なんて偉そうな」と感じてしまいました。医者は「麻酔をしてから、処置するよ」という意味で言ったのですが、患者さんは「してやる」と施しの言葉に聞こえたのです。敬語を使っていれば、勘違いは生まれません。

・噂話などは聞き苦しい

　人の噂話や職員同士の悪口を患者さんに話してはいけません。

　患者さんの前での内緒話はその患者さんの不安を増すので、職員同士でも職員と他の人とでもしないようにします。

　仕事や私生活での愚痴も、一般的にはするべきではありません。

コラム

　相手の状況に応じて、敬語を使わない方が親しみの増すこともあります。ただし、それは敬語をきちんと使えることが前提です。「私たちのコミュニケー

ションでは、敬語体がベースであっても、要所要所で敬語を外してタメ語形を用いることで、相手を遠ざけすぎない工夫がしばしばなされている」（滝浦真人『新しい言語学』放送大学教育振興会 2018）のですが、圧倒的に医療者の方が強い医療の場では、患者さんと親しい関係ができるまでは、敬語で話すほうが良いのです。患者さんと医療者とが〈タメぐち〉で談笑し合って良いのは、患者さんの方が医療者にいつも〈タメぐち〉で話すことができるようになってからのことです。

冷泉彰彦さんは「敬語とは話し手と聞き手の対等性を持った言葉である。いわゆる〈タメぐち〉とはむき出しの権力関係を持ち込んだ不平等な言語空間を作り出す」「〈タメぐち〉ではニュアンスがむき出しになる。内容も、表現の細かなところにも、感情や権力関係がむき出しになる。卑屈な感情も、無神経さも何もかもがむき出しになる。その結果として、・・・安定的な『空気』はできない」「『です、ます』こそ日本語の会話の標準スタイルである」と言っています。（『「関係の空気」「場の空気」』講談社現代新書 2006）

ミニ知識　敬語について

　敬語には、丁寧語、尊敬語、謙譲語があります（丁寧語、謙譲語はさらに分けられていますが、ここではまとめておきます）。

　丁寧語・・・相手に敬意を表し、ていねいに言う言い方。多く文の終わりに見られます。

　　　　　　ます、です、ございます

　　　　　　あちら、こちら、少々

　　　　　　やや丁寧　　　　　　非常に丁寧

　尊敬語・・・相手や第三者、またその動作・状態、関係するものごとなどを高めて、話し手の尊敬の気持ちを表す言い方。

　　　　　　お考え、ご高説、芳名

　　　　　　ご立派、おやさしい、

　　　　おっしゃる（言う）、いらっしゃる（いる、行く）、おこしにな
　　　　る（行く）、おいでになる・お見えになる（来る）、なさる（する）、
　　　　くださる（くれる）、召し上がる（食べる）、ご覧になる（見る）

謙譲語・・・話し手や話し手側の人物、またはその動作・状態・もちものな
　　　　どを謙遜した（低くした）言い方。その結果、相手や第三者を
　　　　高めることになる。
　　　　申し上げる（言う）、いたす（する）、まいる（行く）、拝見する（見
　　　　る）、存ずる（思う）、存じ上げる（知っている）、いただく・
　　　　頂戴する（もらう）、お目にかかる（会う）、お目にかける（見
　　　　せる）、うかがう（聞く）、お耳に入れる（聞かせる）、うかが
　　　　う（訪問する）、さしあげる（与える）、
　　　　お○○します（いたします、もうしあげます）の形
　　　　　おしらせいたします、ご報告申し上げます
　　　　いただく、ねがう、さしあげる、あずかる、を後ろにつける形
　　　　　ご来院いただく（ねがう）、知らせてさしあげる、お誉めに
　　　　あずかる

基　本	丁　寧	尊　敬	謙　譲
する	します	なさる　なされる	いたす
見る	見ます	御覧になる	拝見する
聞く	聞きます	お聞きになる	うかがう　承る
言う	言います	おっしゃる	申し上げる
食べる	食べます	召し上がる	いただく
知る	知っています	ご存じ	存じ上げる
行く	行きます	いらっしゃる	うかがう　参る

ミニ知識　敬語の誤用例

（誤）	（正）
・「お薬をいただいてお帰りください」	「お受け取りになって」
・「お薬をもらわれてください」	「お受け取り（になって）ください」
・「診てもらい（戴き）ましたか」	「診察をお受けになりましたか」
・「処方箋はいただきましたか」 「頂戴しましたか」	「お受け取りになりましたか」
・「明日は参られますか」	「お出でになりますか」 「いらっしゃいますか」
・「説明はうかがいましたか」	「お聞きになりましたか」
・「症状を話されましたか」	「お話しになりましたか」 「(私どもが)伺っておりますでしょうか」
・「先生に申し上げてみてください」	「おっしゃって見てください」 「おっしゃられてください」は誤り
・「ご記入されてください」	「ご記入なさってください」 「ご記入頂けますでしょうか」
・「・・・をお使いしますか」	「・・・をお使いになりますか」
・「(医師に)お会いしましたか」	「(医師に)お会いになりましたか」
・「様子を見られてください」	「様子をご覧になってください」
・「拝見されましたか」	「ご覧になりましたか」
・「おりましたら」	「いらっしゃいましたら」
・「(名前を)呼ばれるまでお待ちください」	「お呼びするまで」
・「(名前を)呼ばれましたか」	「お呼びしましたでしょうか」
・「しばらく待たれてください」 「お待ちしてください」	「しばらくお待ち（になって）ください」
・「飲まれてください」 「○○を食べられたら」	「お飲みになってください」 「お食べになりましたら」
・「先生がいらっしゃいますので、	「医師が参りますので、そちらで

そちらで待っていてください」	お待ちください」
・「今日は○○先生がお休みになって　いますので」	「○○医師は休んでおりますので（不在ですので）」
・「看護師さんが説明してくれますから」	「看護師がご説明いたしますので」
・「先生が申していらっしゃいました」　（申すは謙譲語、いらっしゃるは尊敬語）	「医師が申しておりました」
・「先生がおいでになられました　（なりました）」	「医師が参りました」
・「拝見させていただきます」　（二重敬語）	「拝見いたします」「見させていただきます」

　「させていただきます」の使い過ぎは耳障りです。

　「・・・・してございます」のような言い方は古くからあるもので、語用的には正しいのですが、現代ではあまり美しい言葉づかいとは感じられないと思います。

きれいな言葉遣いや敬語についての本はたくさんありますから、1冊手もとにおいておくと良いでしょう。

（例）井上史雄『新・敬語論』NHK出版新書 2017

ミニ知識　美しいことば

少し言い方を変えるだけで、美しい言葉になります

「あっち」「こっち」→「あちら」「こちら」

「どなたですか」→「どちらさまでしょうか」

「お名前は?」→「お名前をお伺いしてよろしいでしょうか」

「ちょっと待ってください」→「少々お待ちください」

「座ってください」→「おかけください」（「お座りください」ではない）

返事としての「はぁ」「はぁーい」→「はい」

（承諾の）「わかりました」→「承知いたしました」「承りました」

「良いです」→「結構で（ございま）す」

「終わりましたか」「終わったの」→「お済みになりましたか」

「おまちどおさま」→「お待たせいたしました」

「知りません」→「存じておりません」（ものに対して）

「存じ上げません」（人に対して）

「今いません」→「今席をはずしております」

「知っていますか」→「ご存じでしょうか」

「もう一度言ってください」→「もう一度おっしゃっていただけませんか」

「電話をしてください」→「お電話を戴けませんでしょうか」

「後で電話をします」→「のちほどお電話を差し上げます」

「取り換えましょうか」→「お取り替え致しましょうか」

「行きます」→「参ります」「うかがいます」

「申し出てください」（掲示に多用されている）→「お知らせ（お教え）ください」

「お忙しい時にすみません」→「お忙しいところ、申しわけありません」

「もういいです」「よろしいですよ」→「ありがとうございました。そちらは、
今は結構ですので・・・」

「いいです」「いいですよ」と言うのは、上からの承認なので好ましくありません。

「とんでもないです」「とんでもございません」

　→「どういたしまして」「お気になさらずに」「お気遣いなく」

「等（とう）」→「等（など）」

一般的には、断定的な言葉より疑問形で言うと柔らかくなります。

「してください」→「していただけませんでしょうか」

美化語で上品に

一般的には「お」は和語（訓読みのもの）に、「ご」は漢語（音読みのもの）
に付けますが、慣用的なものなのであてはまらないものもあります。

例えば　　「お電話」「お掃除」・・・漢語

　　　　　「ごゆっくり」「ごもっとも」・・・和語

カタカナ語には用いないのが原則ですが、使うこともあります。「おトイレ」
「おビール」

丁寧の接頭辞が付いて美化語になった結果、敬語になる用語があります。

例　尊敬語　　「お心遣い」「ご教示」

　　謙譲語　　「お相伴」　　「ご進言」

患者さんに使うには美しくない言葉があります

・「下品」な言葉

「いやぁ、ちょっとミスっちゃって」「CRP、コイツがまだよくない」

「この培菌は、ふだんは悪いヤツじゃないんだけど」

べらんめぇ調の言葉「こんな状態じゃ入院しなくちゃしょうがねぇだろう」

「良くならねぇな」

「でっかーい」「すげえ」

自称としての「俺」「ウチ」（もともと「俺」は目下の人に対してしか使われない言葉です）

つい「口走ってしまう」言葉も要注意です。

「うっそー」「ほんとうー」　特に人の話に「あ、ほんとう」と返答する人がいますが、「嘘なんか言っていないのに」と思う人もいます。

「しまった」「いけない」「わぁ、どうしよう」「困ったな」

・今風の言葉

「ていうか」「じゃないですか」「やっだー」「すっごく」「なんかこう」

「・・・という感じで」「・・・になります」「なんていうか」「みたく」「(・・・・)みたいな」「・・・とか」「私的には」

「やばい」「めっちゃ」「がち」「まじっ」「まじっすか」「びみょ〜」

「むりくり」「むずい」「めんどい」

「お名前をいただいてよろしいでしょうか」「こちらでよろしかったでしょうか」

「よろしく、どうぞー」（「どうぞよろしくお願いいたします」です）

SNSで流行中の言葉、短縮語などは、原則として避けるほうが無難です。

・**否定的な意味合いの込められている言葉・差別語は、すべて美しくありません。**

・「だって」「どうせ」「こんなことくらい」「だめじゃない」「言う通りにして」「またなの」「いいかげんにして」

・「仕方ない」「(症状について)どうしようもない」「負け戦ですね」「年だから」

・チビ、デブ、グズ、馬鹿、臆病、弱虫、甘えん坊、泣き虫

- ノコノコ、グズグズ、くどい、しつこい、のろい、うるさい、だらしがない、嘘つき、つけあがる、あつかましい、ずるい、企む、下心、魂胆、ブラブラ、うろつく
- 変な患者、おかしな親、変な名前
- 「信じられない」「考えられない」「ありえない」「非常識」などという言葉で患者さんのことを形容すべきではありません。
- 性差別、民族差別、LGBT差別、出身地差別など、差別的な言葉は使ってはいけません。「知らなかった」「そのつもりはなかった」「この程度のことで・・・」などと言うこと自体不見識です。
- 「・・・のくせに」「・・・らしく」という言葉も差別語のなかまです。(・・・に「女」「患者」「看護師」「○○人」などを入れて見るとわかりやすい)
- ハラスメント(セクシャル・パワー・モラルなど)にあたる言葉は、すべて使ってはいけません。他人のハラスメント発言に同調したら、同罪です。

患者さんへのレッテル貼り(レイベリング)で楽になるのは医療者だけです。

患者さんがおられないところでも敬意を込めた言葉を使うよう心がけます

「患者がいない」→「患者さんがいらっしゃらない」

「患者を入れて」→「患者さんに入っていただいてください」

「患者さん、もう入っています」→「患者さん。もう入っていらっしゃいます」

「家族はどこにいる」→「ご家族は、どこにいらっしゃるのですか」

「親はどうした」→「親ごさんはどうされたのですか」

「患者さん、帰してもいいよ」→「お帰りいただいてけっこうです」

言葉には表情があります

　言葉には「表情」があります。人は、言葉の「文字」だけを聞いているわけではありません。話された言葉を文字に書いてみると丁寧で何の問題もないのに、話している雰囲気が不愉快だったということは少なくありません。話された言葉に温もりがなかったのです。

　言葉に温もりがなければ、どのようなことを話されても不愉快です。まし

て、言葉づかいがとても丁寧なのに話された雰囲気が冷たかったというのでは、不信感が増すだけです[1]。

　言葉の温もりを伝えることには、言葉以外のもののほうが大きな役割を果たします[2]。それには、準言語と非言語とがあります。

準言語

　声の大きさ、声の調子（高低）[3]、話し方[4] [5]、言葉の早さ、間の取り方、笑い声などです。

- 大きい声は耳障りですし、小さい声では聞こえません。声の大きさが適切なものかどうかの判断には、相手の表情を見ることが役立ちます。
- 声の調子が高すぎるとイライラしますし、低すぎると気持ちが暗くなります。
- 「ぼそぼそ」した話し方では聞こえませんが、過度の「はきはき」は耳障りです。語尾がはっきりと聞き取れない言葉では、肝腎なことが通じません。

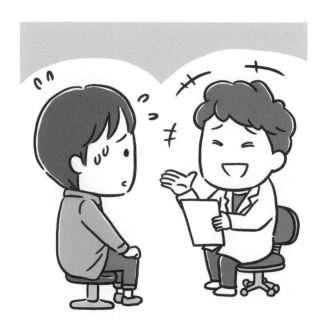

- 早口にはついていけませんし、あまりゆっくり話されたら間延びして聞く気が失せます。
- 話に間がなければ落ち着いて話を聞けませんし、話されたことについて考えられません。これは、間延びとは違います。
- どんなにわかりやすい説明でも、淡々と〈冷静に〉話されたら〈冷たさ〉が伝わります。
- ゲラゲラ笑われたら不快です。柳田国男は、聴覚に訴える〈ワライ（嗤い）〉は攻撃的なもの、視覚に訴える〈エミ（笑み）〉は一種の会釈だと言っています（『不幸なる芸術・笑いの本願』岩波文庫 1979）。人を支える笑いは、ほほえみだけです。
- 「えーと」「あのう」「さー」「うーん」「ま（あ）」などの「フィラー（詰め物）」と言われるものも準言語に入れることができると思いますが、多くなると耳障りで、それが気になって話が聞こえにくくなります。
- 明瞭な言葉を、落ち着いた声で、ゆっくりと、ていねいに話されると、信頼感が増します。

非言語

非言語はボディ・ランゲージと言うこともできます [6) 7) 8) 9)]。

身振り、話す時の視線・表情・姿勢、相手との目の高さの差、相手との距離の取り方・対面する角度、身体接触など、しぐさ全般です。呼吸のリズムなども含まれます。

- 目を合わせない、無表情、だらしない姿勢で話す（猫背にも注意）、相手を見下ろすといった態度は言葉の表情を悪くします。
- 患者さんと会話する際、目の高さを同じくすることを多くの看護師は実践していますが、医師はしばしば（特に病室ではベッドの横に立って）見下ろして話してしまいがちです。これでは文字通りの上下関係です。長い話のときには椅子に座るなどして目の高さを合わせましょう。
- 顎を突き出して話す、顔を突き出して相手に近づけて話す、眉間にしわを寄せて話す（目の悪い人はついしてしまいがちです）、口をとがらせて話す、流し目や上目遣い。こうしたことに嫌な感じを抱く人は少なくありません。自分の癖を知っておくことが役に立ちます。

- **顔は自分のものですが、表情は相手のためのものです。**
- 話し手が接近しすぎれば気持ち悪くなりますし、離れて話されれば心の距離も開いていると思われます。ほど良い距離を測りながらお話しします。
- 真正面に向かい合うのは〈対立の態勢〉であり、そうでなくとも正面から凝視され続けることには馴染めない人が多いでしょう。斜め45度前後の態勢が良いと言われます。
- 視線を合わせるのは会話中の10%くらいで良く、それ以外の時は相手の人を見るにしても、鼻筋や口、あごのあたりを見るようにします（視線を縦に逸らします）。
- こちらが大切なことを言う時、相手が大切なことを言っていると感じた時・質問をしてきたとき・口ごもったと感じられた時などには、かならず相手の顔をきちんと見ます。逆に、患者さんが迷っているような時、思い出そうとしている時に医療者がじっと見つめていると「急かされる」気がしてしまいます。
- 身体にふれること、手を添えること、手を握ることなどには「親しみを増す」「不安や悲しみを和らげる」力がありますが、過度の馴れ馴れしさと受け止められることもありますし、性的ハラスメントと思われる危険もあります。情況と、それまでの信頼関係に応じて、慎重に行います。
- 非言語は、話し手の気持ちを表します。竹内一郎さんは次のような例を挙げています（『人は見た目が9割』）

    貧乏ゆすり・・・緊張の表れ

    胸を張りすぎている・・・緊張

    微妙な手の動き・・・上手く行っていない

    低い声・・・相手を和ませる

    早口・・・不安、恐怖、興奮、緊張

    腕組み・・・相手の意見の否定
- マナーはすべて言葉の表情となります。美しいマナーと丁寧な言葉はペアです。

こうしたものがまとまって〈言葉の表情〉を作ります[10]。病気のために気弱くなり「助けてほしい」と思っている人は、言葉の表情に敏感になって

います。〈言葉の表情〉=「温もりの有無」に合わせて医療者の言葉を受け止め、言葉の意味を判断していきます。その医療者の人柄も判断していきます。

そこで、「冷たいな」「いやだな」「心からの言葉ではないな」と感じられてしまうと、どんなに「正しい」内容であっても、話は聞いてもらえなくなります。言葉は宙に消えていきますが、その雰囲気は心に残り続けます。〈言葉の表情〉が温かければ、それは治療です。

患者さんのことが心配でたまらない、なんとか力になりたい、どうしてもわかってほしいという思いは、自然に非言語レベルでの態度に滲み出ます。言葉が柔らかくなります。**雰囲気が温かく感じられてはじめて、言葉は意味を持ちます。**医療者の言葉の表情に温かさを感じることができればそれだけで、人は前を向けます。

自分の〈言葉の表情〉を見直してみると、情報の伝わり方が変わったり、患者さんとの雰囲気が変わって来るかもしれません。

医療者にとっても、患者さんの言葉の表情を見ることは欠かせません。そこから患者さんの思いを感じ取り、それに合わせて接し方の軌道を修正することが可能になります。

1) 「まず自分たちの権力自体がコミュニケーションに壁を作っていることに気づくことだ。気づいただけで、表情やニュアンスなどその人間から発する非言語的コミュニケーションが肯定的に働く。権力は、それ自体がすでに主張しているから、相手にものを言わせにくくさせる」海原純子『こころの格差社会』角川新書 2006
2) 「身振り、動作、声、資源、環境、社会関係こそが、すなわち意味の母胎である」菅原和孝『ことばと身体』講談社選書メチエ　2010
3) 「(この人の声は) かん高いこえで論理的にきわめて明晰に話すが、胸から上だけに響いているこえだから、論理的説得力は持つが、感覚的あるいは感情的に他人を納得させる力は乏しい・・・」竹内敏晴『ことばが劈かれるとき』思想の科学社 1975
4) 「皮肉っぽく話すときと、気さくに話すときではイントネーションはまったく違う」國分功一郎『中動態の世界　意思と責任の考古学』医学書院 2017
5) 「私たちは、ふだんは前後の文脈や語る相手の表情やみぶりや声のトーンやあるいは身体から発せられる『オーラ』によって、多数の解釈可能性のうちから、もっとも適切な解釈を瞬時のうちにしている」「人間のコミュニケーション感度はその人が『語る声』を聴くだけでかなり近似的に判定することができる。どれほど正しく、堂々たる知見であっても、聴き手を『排除する』種類の発声法というものがある」内田樹『態度が悪く

てすみません』角川書店　2006

6）多田道太郎『しぐさの日本文化』筑摩書房 1972

7）野村雅一『しぐさの世界』日本放送出版協会 1982

8）M. パターソン『ことばにできない想いを伝える　非言語コミュニケーションの心理学』
　　大坊郁夫訳、誠信書房 2013

9）清水建二『微表情を見抜く技術』飛鳥新社 2016

10）「健聴者の世界はすごくつまらなく感じました。それは言葉でしかない。言葉はいじる
　　んだけど、表現力を感じなかったんです。顔の表情とか、身体全体の表現といったもの
　　です。聞く日本語と見る日本語の違いといったらいいんでしょうか」中村恵以子「Coda
　　に目覚める」『ろう文化』青土社 2000 所収

4 患者さんに〈ふれる〉

患者さんにふれる手に、温かさとやさしさを込めます。
やさしくていねいに「ふれる手」から、大きな信頼が生まれます。

〈ふれる〉は〈さわる〉とは違う

〈さわる〉は、「さわるもの」(上位)と「さわられるもの」(下位)との関係の中で、相手をモノとして扱うことです。「ふれる」は、相手の気持ちを慮りながら手を添えていくことです。「さわられて」いるのか「ふれられて」いるのか、患者さんはすぐにわかります。

〈ふれる〉(触覚)ことは、人間にとって根源的な感覚です。触覚の根源性について、アリストテレスは「感覚のうち第一のものとしてすべての動物にそなわる」ものであり、「対象そのものにじかに接触することで成り立つ」と書いています(『心とは何か』講談社学術文庫 1999)。

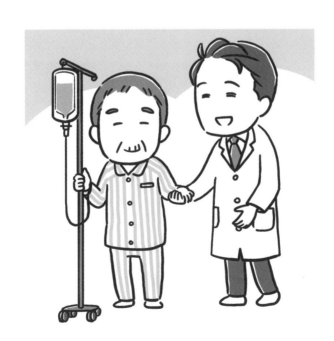

患者さんに触れる手に医療者の人柄が表れる

　状況に応じて、そばで手を握っていてくれる人、体をさすってくれる人、手をあて続けてくれる人に、患者さんは支えられます。患者さんは医療者の言動のすべてに神経を集中して、その医療者がどのような人かを見極めようとしています。

　〈手〉の温かさが言葉への信頼を深め、その手つきや表情にやさしさを感じます。医療者が患者さんに触れている間に、患者さんの言葉や身体の構えが変わり、急に私たちがふれあったと感じることは少なくありません。患者さんのからだにふれる手をとおして、私たちはお互いがその心にふれあいます。心が感じる温かさは、手を介した物理的・身体的な温かさを基盤としています（池上知子・遠藤由美著『グラフィック社会心理学』サイエンス社 2009）。

手を介さなければ病む人の心に近づけない

　更衣の介助、歩行介助、食事介助、清拭、痛いところをさすってもらう、「下」の世話をしてもらうといった場面で、患者さんはケアしてもらう手の温かさを通してありがたさを感じます。同時に、恥ずかしさ・悔しさ・ふがいなさ…といった複雑な思いに捉われ、プライドは傷つきもします。感謝と傷ついた思いが交錯したところではじめて漏れ出てくる言葉・表情・態度があります。

　だから、出てくる言葉も表情も態度も、触れる手によって違ってきます。ケアする人ごとに患者の声が違って聞こえるのは、触れる手、語る声、一瞬の表情といったものがケアする人ごとに異なるからです。その言葉（非言語も含めて）に患者さんの思いが籠っており、ケアの手かがりがあります。看護師や介護士が、患者さんの心に近いところにいるのはそのためです。医師はそのような人たちからの情報を絶対に軽視してはいけないのです。患者さんにさわりもしない医師もいるようですが、それでは患者さんの心を受け止められるはずがありません。

〈ふれる〉というのはお互いに〈ふれ合う〉こと

　ケアする者は、患者さんに〈ふれる〉時に、「おそるおそる」「そっと」気

遣いながら手を伸べていきます。ケアする人は自らの五感を通して患者さんの思いを感じとり、その思いが手・声・表情に滲み出て患者さんに伝わります。その過程で、患者さんもケアする人も自らの思いがうごめきます。そのうごめきを感じることが〈ふれあい〉であり、そこに相互にケアしあう関係が生まれます。**丁寧な「手」は直接的に患者さんを気遣う心の表れ**ですから、それだけで大きな信頼が生まれます。茶道の世界では、相手の人の口に届くお茶も器も大切にする気持ちから生まれる丁寧な手つきのことを、名残を惜しむような手つき＝「名残手（なごりて）」と言います。

コラム　〈ふれる〉ことについて

　D.J. リンデンは『触れることの科学』（岩坂彰訳、河出書房新社、2016）で、比喩としての触覚的表現についての例として、Touched（触られた）－「感動した、傷ついた」、Sticky（べとべとした）－「厄介な」、Coarse（きめの粗い）－「いい加減な、きつい」、Hard（硬い）－「手ごわい」、を挙げています。「頭が固い・柔らかい」「心が温かい・冷たい」のように心も触覚でたとえられます。

　坂部恵は『『ふれる』ことの哲学』（岩波書店 1983）で、五感の中で「ふれる」と他の感覚（見る、聞く、嗅ぐ、味わう）の違いについて次のような点を挙げています。①「ふれる」以外の四感は「を」（「音を聞く」のように）が続くが、「ふれる」は「に」が続く。つまり、「ふれる」は相手を対象化しえず、「ふれるもの」と「ふれられるもの」との間には相互嵌入、転位、交叉が生まれる。②他の四感では「分ける」という言葉を付けることが可能である。聞き分けるには、しばしば支配－被支配の関係が含意される。③「見る」「聞く」では、「知る」という言葉を付けることが可能である。知るものと知られるものとの間には支配的関係がある。

　「手による仕事は知性だけでなく精神性や感情というあらゆる人間性に従って働く」M. モンテッソーリ『子どもの心―吸収する心』鼓常良訳、国土社 1971
　「視覚はいつまでも触覚の代償でしかない」野村雅一『身振りとしぐさの人類学』中公新書 1996
　「「広い面積で、ゆっり、優しく」触れること、これがユマニチュードの『触れる

技術の核心です」本田美和子『ユマニチュード入門』医学書院 2014

「知性は手から頭へ昇る」H. ベルクソン『思考と動き』原章二訳、平凡社 2013

「子どもや恋人と手をつないでいるとき、感じるのは相手の手ではなくて、その存在全体です。・・・・相手と自分が気の流れを通して一つになる」伊藤亜紗『目の見えない人は世界をどう見ているのか』光文社新書 2015

5 話を聴く

**話を聴いてくれる人は味方です。聴くことから、信頼関係が生まれます。
患者さんの話を聴くことは、私たちが贈ることのできる最高のプレゼン
トです。**

〈聞く〉ではなく〈聴く〉ことから

　人と人との関係で最も大切なことは、相手の話を〈聴く〉ことです。
　「聴」という文字は、耳と心をまっすぐ相手に向けるという意味だと言わ
れます。身体や目が患者さんのほうを向いていなければ「聴いてもらってい
る」と感じてもらえません。

聴くことは相手を受け容れること

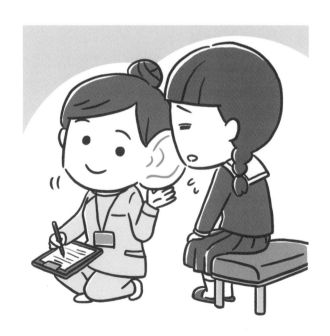

　〈話を聴く〉ということは相手の存在を認め、受け容れること、つまり**相手の人間を受容する**ということです。

　自分の言うことを「そのまま」聴いてもらえるとき、人は自分が受け容れられていると感じます。「受け容れられている」と感じたとき、人は落ち着き、そこから信頼の芽が生まれます。

　「そのまま聴く」「受け容れる」ということは、話の内容がどんなものであってもそのまま承認するということではありませんし、その人の言いなりになるということでもありません。「今、この人はこのように考えているのだ」「今、この人はこのように言うしかない状況にあるのだ」と、今のその人のありようをそのまま認めるということです。

聴こうとしないのはけんかの態勢

　親子げんかでも夫婦げんかでも、けんかしている人は相手の話を聞こうとしません。相手の話に耳を傾けることは相手を受け容れることなので、けんかではなくなるからです。人は、自分が見下している人の話を真剣には聞きません。相手の話を聴かないのは、けんか・敵対・蔑視の態勢であり、**話を聴くのは親交・味方・敬意の態勢です**。

　医療者が相手の話を一言二言聞いただけで、自分の意見を言いだしたり、一方的に質問を始めることは珍しくありません。「まず私の話を聞いてください」と相手を制する人もいます。患者さんの言ったことに対して「それは違います」と言下に否定する人もいます。このような時、患者さんは自分の話が「聞いてもらえない」「拒絶された」と感じます。つまり、「けんかの態勢」に入っているのです。「これじゃ、けんかだな」と思うわけではありませんが、不快に感じるのはこの関係がけんかの態勢だからです。

「わあ、聴いてくれるんだ」と感じてもらえたら

　患者さんは、医療者が聴く姿勢を持っていないと感じたら、まして自分の話が遮られるようなら、すぐに話すことを諦めてしまいます。話を聴いてくれない人に、大切な話をする気にはなりません。もともと「医療者はあんま

り話を聴いてくれないだろう」と思っていますから、思いがけず少し長めに話を聴いてもらえたら「わあ、聴いてくれるんだ」と驚きます。

　それは、とめどなく聴き続けるということではありません。ほんの1、2分耳を傾けるだけでもそう思ってもらえることが多いのです。

　医療者が話を聴くことで、患者さんが**「もう少し話してもよさそう」「なんでも話してもよさそう」**と感じてくれたら、会話が進みます。情報を「聞き出す」のではなく、「なんでも話してよさそう」と感じてもらえた人から溢れ出てくる言葉を受け止めることが情報収集です。

聴くことは最高のプレゼント

　患者さんの話を聴いている今という時間は「その患者さんのために」「その患者さんだけに」プレゼントしている時間です（特別に長い時間をかけるという意味ではありません）。そのことが感じられれば、患者さんは嬉しくなります。大切なこと・心に秘めていたことさえ、話したくなります。

　相手の話を集中して聴くためには「聴く力」が、相手の人の話が終わるまで聴くためには「待つ力」が必要です[1]。力はエネルギーです。そのエネルギーは相手の人に伝わり、相手の人を元気にします。私たちは自分の**エネルギーを相手の人にプレゼントしている**のです。

　話を聴いてもらえた人は、
・聴いてもらえたことで、自分の考えに自信が持てます。
・話しているうちに自分の考えがまとまり、重い気持ちが晴れてきます（カタルシス）。
・これだけ話を聴いてくれるのだったら、もう少し心に秘めたことも話してみようかと思います。それが診療を進めるために不可欠の情報のことも少なくありません。

　　「△△先生のところで薬を出してもらった」と患者さんは言いますが、「どんなことを話しても受け入れてくれそうな」医師にしか「副作用が出た気がして3日で内服を勝手に止めてしまった」という話はしてくれません。

・自分の話を聴いてくれた人のアドバイスならば、受け入れてみようと思

います。話を聴いてもくれない人のアドバイスに、人は耳を傾けはしません。医療者が「患者さんが言うことを聞いてくれない」と思う時、医療者が患者さんの言葉に十分耳を傾けていなかったことが少なくないのです。（市毛恵子『カウンセラーのコーチング術』PHP2002 改変）

聴いているつもりでも

　医療者は十分聴いたつもりでも、実は聴けていないということは珍しいことではありません。

　医療者はどうしても診療に必要なことを重点的に聴いてしまいます。医者は診断に必要な情報やカルテに書くべき情報を選択的に聞こうとしますし、看護師は看護記録に書けること・看護計画を立てるのに役立つ情報を選択的に聞こうとして、それ以外のことは聞き流してしまいます。後になって、患者さんから「言いましたよ」と言われても、すっかり忘れています。

　医者は、患者さんが「近くの神社にお参りした話」や「テレビの健康番組の情報を試みた話」「隣の○○さんがしてくれたアドバイス」などは聞き流してしまいます。医学的には「些細なこと」「本質に関係なさそうなこと」にもたくさんの情報があり、そのようなことにも耳を傾ける人が信頼されるのです。**聴くこと＝傾聴とは、患者さんの生活・人生・考えに関心をもって耳を傾ける**ということです。診断の推論や治療・ケア方針の選択についても考えながら耳を傾けることは当然のことです。

　痛みを訴える患者さんの「問診」のための LQQCSAA という呪文があります。Location, Quality, Quantity, Chronology, Setting, Aggravating-alleviating Factors, Association,Manifestations と聞いていくと「落ちのない」問診がスムーズにできると若い医師は教育されます。でも、このような呪文にとらわれた医師は closed-ended question（閉じられた質問）を機関銃のように打ち続けてしまうようになりますから、もう open-ended question（患者が自由に話せるような開かれた質問）はしなくなります。患者さんは、聞かれたことしか話さなくなります。「落ちのない」問診ができるのではなく、呪文以外のことはすべて聞き落としてしまっています。

まずこちらの心が開かれていなければ

　相手の話を聴くためには、まず、こちらの心が相手の人に向けて開かれていなければなりません。「胸襟を開く」という言葉のように、「どうぞ、私に飛び込んできてください」という心の姿勢が必要です。「なんでも、どんと来い！」です。腕組みをして患者さんの話を聴く人がいますが、腕組みというのは「入ってこないでね」という拒絶的な態度ですから、それだけで患者さんは弾き飛ばされてしまいます。目をつぶって患者さんの話を聞いていた医師は、「失礼だ」と患者さんから怒られてしまいました。

　「どんと来い」という姿勢は、こちらの心にゆとりがない時には保てません。「患者さんの話が聴けない」と感じる時には、自分が「いっぱい、いっぱい」になっているのかもしれないと考えて、無理をせずに一休みします。

丁寧に聴ければ、お付き合いは成功

　「丁寧に聴いてもらった」と相手の人に感じてもらえれば、**お付き合いは半分以上成功**しています。逆に、そのように感じてもらえなければ、そのあとどんなに努力してもお付き合いはゼロのままです。

　　「話を聴いてもらえなかった」「何を言っても軽くあしらわれた」と感じた経験を何度か繰り返した人は、「どうせ何を言っても無駄だ」と思いますので、それからはおざなりのことしか話してくれなくなります。それを、医療者は「あの患者さん、最近は落ち着いている」などと勘違いしがちです。患者さんは「普通の言い方では聞いてもらえない」と経験的に思い込むことになり、どうしても医療者に話を聞いてほしいと思ったら怒鳴るしかなくなります。

患者さんの話を丁寧に聴くことは

・患者さんのプライド（人間としての誇り）を守ります。
・私たちが、その患者さんの味方であることが伝わります。
・患者さんの心の揺れが収まります。
・その場の雰囲気が和らぎます。

・私たちには、その患者さんが大切にしていることがわかり、尊重することができます。
・医療者の提供する情報がうまく伝わります。

聴くための技法を磨く

　技法というと特別のことのようですが、私たちは友人や近所の人と接するときに普通に行っている**暮らしの〈作法〉**という言葉のほうがぴったりします。これまでの人生の中ですでに身につけている〈作法〉を、患者さんと接する時にきちんと守れば良いだけのことです。
　技法は有効なものですが、あまり気を取られると「わざとらしく」なってしまいます。
　技法通りにやったつもりなのにうまく行かないとき「ちゃんと技法通りにしたのだから、悪いのは相手の方だ」と考えるべきではありません。

まず「訊く」ではなく、まず「聴く」

・医療者は患者さんに質問（＝「訊く」）を連発しがちです。患者さんもそのように質問されることは何度も経験してきていますから、立て続けに質問することを控えて「そのあたりのことを、少し詳しく話していただけますか」と丁寧に聴いてくれる医療者のことを「ほかの人と違ってよく話を聴いてくれる。良い人かもしれない」と思ってくれます。
・忙しい医療者ですが、ここでほんの少し時間をかけることでその後の関係がうまく行けば、話が伝わらなかったために生まれる二度・三度の手間や、さまざまなトラブルが防げますので、結局は時間の節約になります。「今の３分か、後々の３時間（３日、３カ月）か」とも言われます。

患者さんの顔を見る

・「医者が画面（カルテ）ばかり見て、ぜんぜんこちらを見てくれない」

という患者さんの不満は、もう何十年も消えたことがありません。もちろん、患者さんの顔ばかり見ていてはカルテ記入（入力）ができませんし、患者さんは睨まれているような気がしてしまいます。顔をじっと見つめることにも失礼さが伴います。けれども、全く顔を見ないことは間違いなく失礼です。

・こちらが話す時にも相手の話を聴く時にも、相手の顔を見ることでその反応を感じとらなければ、患者さんの思いが見えません。そのまますれ違った会話が進んでしまうことは少なくありません。

　患者さんに背を向けたまま質問した医師は、その問いに患者さんが戸惑った顔をしたことに気づきませんでした。

・自分が大事なことを言おうとする時、患者さんの言葉が気になった時、患者さんに質問した時、患者さんが体を動かした時などには、かならず患者さんのほうに温かく目を向けます。

・端末を患者さんの側において、患者さんと一緒に画面を見るようにすれば、患者さんの顔をそれほど見なくとも、「一緒に考えようとする」姿勢が伝わります。

・電子カルテの場合、入力のカタカタという音が患者さんには耳障りですし、カタカタという音に急かされてゆっくり話ができません。カタカタに急かされて早口になってしまう人もいます。早口になれば、大事なことを言い落としてしまいます。

顔色をうかがう

・人の表情はたえず変わります。表情の変化ははっきりとわかるものもありますが、ほんの少し眉が動く、一瞬眉をひそめるなどごくわずかの表情の変化に心の動きが表れがちです（〈**微表情**〉清水建二『微表情を見抜く技術』飛鳥新社 2016）。表情や話し方の微妙な変化・言いよどみ、体の微妙な動きは、相手の気持ちを推し量り、会話の軌道修正をするための貴重なヒントです。だからこそ、**相手を見ていなければコミュニケーションは進みません**。

「精神活動の筋肉を介しての表出は、まず顔面、それも口唇の周辺と眼、それに手指

で大半を占める。従って面接の場では、患者の顔面と手指がよく見えるように心を
配る（医師の手と眼も患者に見えるようにする）」（神田橋條治『精神科診断面接の
コツ』岩崎学術出版社 1984）

聴くときの態度

・医療者のからだが自分の方を向いていると、心も自分の方を向いている
　と患者さんは感じます。
・患者さんと目の高さを合わせるようにします。
・患者さんと適度な距離をとるように心がけます。近づきすぎれば相手の
　人は不快ですし（パーソナルスペースの侵犯）、距離をおけば心も遠い
　ところにあると思われます。
・別のことをしながら聞く、貧乏揺すりしながら聞く、ペン回しや手慰み
　をしながら聞く、目をつぶって聞く、腕組みをして聞く・足を組んで聞
　く、ふんぞり返って聞くなどという態度は好ましくありません（自分が
　話す時ももちろん駄目です）。
　上司の前でこのような態度をとることは許されませんが、部下の前で上
　司がこのような態度をとっても許されるということを、この国で暮らし
　ている人は誰もが知っています。だから、このような態度をとる医療者
　を見たときには「この医療者は自分より上位にいるつもりなのだ」と受
　け取ります。そのことで「失礼な人だ」と感じてしまう患者さんは間違
　いなく居ます。
・服装も、部下は上司の前に出るときには身だしなみを整えます。白衣や
　制服をだらしなく着る人やだらしない姿勢をとって患者さんと接する人
　は、「上位者のつもりだ」「失礼な人だ」と患者さんから受け取られても
　仕方ありません。
・話す時に過剰に手や身体を動かす人がいますが、相手の人はそれが気に
　なって話に集中できなくなりがちです。過度のボディ・アクションは、
　日本では好ましくないでしょう。

マスクをつけているときはいっそう丁寧に

・人の気持ちは顔全体に表れますし、顔の全体を見て人は相手の気持ちを
　察していきます。「怒り・悲しみ・驚きでは顔の上半分、嫌悪・幸福で
　は下半分の影響が強い」「『本能としての表情』は顔の上半分、『文化と
　しての表情』は顔の下半分に出る」と言われます。**顔全体がひとまとま
　りのものとして**コミュニケーションで重要な役割を果たしています。

・マスクのために医療者の表情がわからないと、医療者がどんな気持ちな
　のかわからず、不安感が増します。私たちも、マスクをしている患者さ
　んや家族と話していると、「この患者さん、こちらの話がわかっている
　のかな」と不安になります。

・人は耳からだけでなく、話す人の口元を見て言葉を聞きとりますので、
　マスクをしていると言葉が届きにくくなります。
　マスクをつけている時にはつけていない時の**倍くらい丁寧に**話します。

話を遮らない

・ひとまとまりの話が終わるまで、相手の話を遮らないことは、コミュニ
　ケーションの大原則です。つい遮ってしまった時は、そのことをお詫び
　して話を続けてもらうようにします。

・相手の人が話している途中で、頻繁に質問をさしはさむこと、「でも」「そ
　れは違います」というような言葉で「間違い」を訂正すること、「しかし」
　「そうはいっても」と反論すること、話題を途中で変えてしまうことな
　どは、絶対にすべきではありません。

・話を遮っての「間違い」の訂正や反論は、「邪魔をされた」と感じられ
　るだけで「誤りを正してもらった」とは誰も思いません。こうしたもの
　には不信・不満を生み出す以外の効果はありません。人の話を遮ること
　ができるのは上位の立場の人だけですから、**遮ること自体が医療者 - 患
　者の関係が上下関係であることを**表しています。

・ただし、相手の人が話しやすいように相槌を打ったり、「それでどうな
　りました？」のように促すことは遮りではなく、むしろ効果的です。「そ
　の薬は効かなかったということですか」「こういう意味ですか」という

ように話の流れを促進する質問も問題ありません。

・話の途中で「はい、わかりました」と大きな声で断定的に言うことは、もうそれ以上話してはいけないような印象を与えてしまいがちで、遮りの言葉に近いものです。

「わかりました」と言う時には、相手の顔を見て、ゆっくりと、すこし笑顔で言います。

「『あなたの言うことはよくわかった』と宣言したときにコミュニケーションは断絶する。それは恋愛の場面で典型的に示される」（内田樹『ひとりでは生きられないのも芸のうち』文藝春秋 2008）

うなずきや相槌が話を進める

・聞き手が何の反応もなくじっとこちらを見つめているだけでは、誰でも話し続ける気がなくなります。一所懸命聞いていれば、自然にうなずいたり、合いの手の声が出てしまうものです。こちらからの反応がないと「聴いてもらっていない」と受け取られかねません。

・うなずきには、「話を聴いていますよ」「言っていることはわかります」「お話に同意します」のいずれの意味もあります。黙って首を縦に振るばかりでは、勘違いされてしまうことがあります。時には言葉として「そうなんですね」「おっしゃることはわかります」「私もそう思います」というように、うなずきの内容を伝える言葉を添えます。

・むっつりした顔では、いくら聞いてもらっても話を続けるのは難しくなりますから、適切な微笑は重要な相槌です。ただし、声を出しての笑いは「馬鹿にされた」「軽く見られた」というように受け取られることがあります。

相槌は打てば良いというものでもない

相槌は話を聞いているということを相手の人に伝え、話を進めます。でも相槌には、「聞いてあげているよ」という上からの印象を与えてしまうものもありますし、相槌によっては話の主導権を医療者がとってしまうこともあ

ります。

- 「ふん、ふん」「うん、うん」「えー、えー」「はあ、はあ」「そ（う）ですか」「ふーん」「ほうほう」というような相槌は、相手を軽視しているとか見下しているという印象を与えがちです。
- 強い口調の相槌は、話を止めてしまいます。
- 同意できない話を聞いても、首を横に振る動作は避けます。相手の人が話し終わった後で、「・・・のところがよくわからなかったのですが」「別の考えをする人もいるようですが」というような言葉で返してみます。
- 話し手は、相手の相槌を聞いて、その姿勢を感じとり、相手との位置取りをします。

  相手の話に異を唱えるような相槌（「なんですって」「ええーっ！」「そんなあ」）を打てば、相手はその後そのような話を避けますし、同意する相槌（「そうですよね」「それは良い」「そう思いますよね」「それがふつうですね」のような）を打てば、その後は聞き手に気に入られるような話を選ぶ可能性があります（このような相槌が良い場合ももちろん少なくありません）。
- 相手が「ひどい」話をしているつもりの時、「まあ、ひどい」「なんてことを」と相槌を打てば（眉を顰めることも含まれます）話はどんどん進むかもしれませんが、「ひどいことではないかもしれない」と視点を変えた考え方は入る余地がなくなります。
- 「あなたが正しい」「その選択は良かった」という意味の言葉は、「よしよし」という雰囲気の「上からの」承認か、「ごもっともごもっとも」という雰囲気の「下からの」承認になりがちです。「なるほどね」「そうなんですね」「そうだったんですか」というような言葉が無難でしょう。「なるほど」は、もともとは上からの言葉なのでできるだけソフトに言います。「なるほどですね」は誤用です。

  応答の５つの型
  - 評価的・・・「それは良いやり方ですね」（「良くないですね」という否定形は避ける）
  - 調査的・・・「……はどうですか」（尋問にならないように）
  - 解釈的・・・「それは……のためでしょう」（不適切な解釈は混乱のもと）

・支持的・・・「それで良いと思います」（正当化、相手を依存的にすることもある）
・共感的・・・「辛そうですね」「お気持ちはわかります」

オウム返し（相手の言葉の反復）

・相手の人の言葉をそのまま反復するオウム返しは、相手の思いを受け止めていることの表れとして重要だと言われます。でも、相手と全く同じ言葉で反復してばかりいては不自然ですし、かえって「あしらわれている」ような気がしてしまいます。

・「相手が大事だと感じていそうなこと」「繰り返される言葉」、こちらが「気になった言葉」「重要だと感じた言葉」などを選んで、反復します。相手の人の話の中でくり返される言葉や強い口調で言ったキーワードと感じられる言葉を反復して確認することは、大切なオウム返しです。

・「・・・ということだったのですか」「・・・ということですね」というように言葉を少しだけ変えるほうが、自然な感じにつながります。「きつかった」と言う言葉を「大変だったんですね」というように言い換えることもオウム返しです。

・オウム返しはカウンセリングなどでは有効ですが、通常の会話ではかえって「上から見下ろされている」と感じて不愉快になる人もいるかもしれません。「カミさんを殴りたくなった」という人に対して、冷静に「殴りたいほど腹が立ったのですね」と言うよりは、「えーー！」「そんな・・・!!」とまず言ってしまうほうが会話として自然です。そのあとで「うーん、殴りたいほど腹が立ったのですね」と言葉をつなげれば良いのです。

オウム返しからもう一歩進める

・相手の人の言葉を受けて、もう少し会話を進めるための「聞き返し」もオウム返しの一種と言えるでしょう。「そうすると、・・・・ということになりますか」「（そうすると）・・・・のようにしたかったということですか」「「つまり・・・・とお考えだったのですか」「・・・・ということが気になっていたのですか」「ほんとうは・・・だったのですか」

というような返し方です。

・このとき「でも・・・」「そうは言っても・・・」「しかし・・・」など
とは言わないようにします。

患者さんの言葉が「わかりにくい」とき

・意味のわからない言葉、複数の意味にとれる言葉、「頭が重い」「かった
るい」のように患者さんの言葉が曖昧なものや抽象的なもの（方言も含
まれます）、その人特有の比喩的表現など、こちらにわかりにくい時が
あります。そのような時には、そこで「もう少し具体的に言うとすれば、
どんな感じですか」「別の言い方をすることができますか」というよう
な問いで話の内容を確認します。これは遮りではありません。

リフレーミング

・相槌の一つにリフレーミングがあります。思考の枠（フレーム）を変え
てみると、世界は違って見えます。「"ぐず"だ→慎重だ」「優柔不断→
思慮深い」「薬が増えてしまった→効く薬があって良かった」のように
日常的に用いられています。

・リフレーミングすることにより世界の見え方が明るくなる場合は間違い
なくありますが、医療の場では患者さんが「今、そんなことを言われて
も、とてもそうは思えない」といっそう暗くなってしまったり、「医療
者はやっぱりわかってくれない」と思ってしまうかもしれません。リ
フレーミングが、患者さんへの反論や否定・非難、お説教や誘導に受け取
られることもありえます。相槌としてのリフレーミングは慎重に用いる
ほうが良いと思います。

相手の話の誤りや勘違いに気付いても

・患者さんの言うことに〈誤り〉や〈勘違い〉が一つも無いということは、
まずありません。でも、〈誤り〉や〈勘違い〉については話を最後まで
聞いた上で、そのことを話し合います。その時でも、「それは間違いです」

「あなたの勘違いです」というような、否定・非難からは始めないよう
にします。そのような言葉は、そのあとの医療者の言葉を聞こえなくし
てしまいます。

　　「こちらの言葉が足らなかったのかもしれませんので、もう一度お話しさせていた
　だけますか」
　　「医学の世界では・・・・のような意見の人が多いのですが」
　　「そのお話は、・・・のような意味で言われているのではないかと思うのですが」
のように言い方を工夫します。

・〈叱責〉が有効なことは稀です。叱責は、それがどんなにこちらの善意
　からのものであっても、不快な印象しか残りませんし、その印象はずっ
　と続きます。
・患者さんのどのような言葉にも、その人の人生の積み重ねを踏まえたそ
　の人なりの〈思い〉〈言い分〉があります。その思いを尊重し、**異なる
　価値観のぶつけ合いにならないように**します。
・患者さんは、しばしば医療者からみればあまりにも些細なことをとても
　気にしていたり、ありえないような推論をしたりするものです。つい笑っ
　てしまったり、「安心してもらおう」と思って「ありえないですよ」「気
　にしすぎですよ」などと言うと、患者さんは自分の言ったことが「軽く
　あしらわれた」と感じて傷ついてしまいます。

気遣いの言葉をはさむ

・患者さんの話が少し長くなったら「今、話していて身体が辛くないです
　か」「だいぶお話をうかがいましたが、お疲れではないですか」「もう少
　しお話しいただいても大丈夫そうですか」と確認します。「ささやかな」
　気遣いが患者さんを癒します。

共感的な言葉

・「それは大変でしたね」「つらかったですね」といった共感的な言葉も、

言い方によっては口先だけのものに聞こえます。ほんとうにそう感じた時には、自然に言葉が出てきてしまいます。「つい、言葉が出てしまった」という感じの「それは大変でしたね」「ずいぶん頑張ってこられたのですね」には、患者さんをいたわり、患者さんのこれまでの「選択」を肯定・支持する力があります。その時には「わかってもらった」と感じて患者さんは嬉しくなります。青木省三さんは「『大変だな』という実感が湧くまでたずねることが大切だ」と言っています。(『心の病いを診るということ』医学書院 2017) 患者さんの話を丁寧に聴かなければ、心からの共感的な言葉が出てくることはありません。

「頭が痛い」と聞いたとたん「それは大変でしたね」では、わざとらしいだけです。どんな時に、どんなふうに痛いのか、その痛みとどのように付き合ってきたのか、どんなことに悩んだのかなどを聞いて、はじめて「それは大変でしたね」です。

でも「訊く」ことも大切

・患者さんの話を丁寧に聴けば、患者さんは「良く話を聴いてくれた」とは思いますが、それだけでは「自分の言いたいことや思いをほんとうにわかってもらえたか」はわかりません。
・患者さんの話を聴いた医療者が、患者さんの思いのポイントを突いた質問をしたときに、患者さんは「大切なことをちゃんと聴いてくれていたんだ」と安心します。患者さんの話を丁寧に聴かなければポイントを突く質問はできません。
・しばしば患者さんの話はあいまいであったり、時には矛盾したりしていますが、そこを厳しく指摘したり細かく追求する「尋問」は「訊く」こととではありません。

相手の人が話しやすい質問をする
open-ended question

・相手の人が自由に話すことできる「開かれた質問 = open-ended question」によって、患者さんはいろいろなことを「自由に」話しや

すくなります。そのことで信頼感が増します。

・開かれた質問とは「お困りのことはどんなことでしょうか」「その症状について、詳しく聞かせていただけますか」「どんな経過だったのか教えていただけますか」というような質問です。

　相手の人に yes か no の答えを求めるのが「閉じられた質問 = closed-ended question」です。

・「質問はかならず open-ended question から始める」と学生時代には習いますが、そんな必要はありません。「自由に話せ」と言われても何を話して良いのかわからない人もいますし、ほんとうになんでも話して良いのか信じられない人もいます。病気の不安の中では、そうそうなんでも話せるものではありません。

・はじめに open-ended question を一つ、二つだけ尋ねて、あとはずっと closed-ended question を続ける人がいますが、それでは closed な印象が残るだけです。

・いくつかの医療者の質問とそのやりとりを通して「この人になら、もっといろいろ話してもよさそうだ」と感じることができなければ、患者さんは「自由に」「なんでも」話しだすことはありません。

・実際にはいくつかの closed-ended question から聞き始め、その後に open-ended question で尋ねるほうが、症状をめぐる輪郭が見えやすくなりますし、患者さんも話しやすいようです。closed-ended question の後に open-ended question を受けることで、ちょうど狭い山道を登ってきてパッと視界が広がるような解放感を患者さんは感じるかもしれません。その解放感のお蔭で話せることがあると思います。

・選択肢を提示して「痛みは、チクチク、ズキズキ、・・・・このうちのどれに近いですか」というような質問（多肢選択型質問）も、患者さんには答えやすいものです。このような質問をいくつか重ねたうえで「それでは、○○○について、もう少し詳しくお話しいただけますか。どんなことでも結構ですから」というような尋ね方も良いと思います。

唐突な質問という印象を与えないように

・医療者にとっては診療と密接に関連する質問であっても、患者さんからみると自分の病状とは関係なさそうにしか感じられないものがあります。そのような場合、なぜそのことを尋ねるのか、その理由を説明します。患者さんにしてみれば、唐突な質問に驚き、疑心暗鬼になってしまいかねません。

「診療に関連することがありますので、少し別のことも質問をさせて戴きたいのですが・・・」

「お話と関係がないと思われるかもしれませんが、・・・このことが少し気になりましたので」

「少し話がずれますが、・・・のようなことがあったか無かったかで診断が変わりますので・・・」

「この病気は血縁の方に同じような症状の方が居られることがありますので・・・」

「教えてください」と尋ねる方法も

・「問いただす」という印象の質問より「教えてください」というニュアンスの質問の仕方の方が優しい感じがします。「今日はどうしました」よりも「今日はどんなことがお困りなのですか」のような尋ね方が良いと神田橋條治さんが言っています（『精神科診断面接のコツ』岩崎学術出版社1984）。「お近くの先生がどんなことをおっしゃっておられたのか、教えていただけますか」というのも同じような尋ね方です。

「なぜ」「どうして」は要注意

・患者さんに関心を持てば持つほど、いろいろなことを尋ねてみたくなります。でも、「なぜですか」「どうしてですか」と尋ねる声は、医療者が思う以上に**患者さんには強く聞こえがち**ですし、詰問されているように感じてしまう人もいます。

・人には答えられない「なぜ」も少なくありません。「なぜ why」よりも

「なにが what」「どのように how」という具体的な行動や出来事の記述、そのときの経験や思いを具体的に尋ねる方が良いと言われます。

・「なぜ」は非難や怪訝さの表れとして受け取られることもありがちです。「どうして・・・しなかったのですか」となれば、これはもう詰問です。患者さんはきっと「すみません」から言葉を始めるでしょう。

相手の話を整理したり、要約したりする

・患者さんの話が一段落したところで「これまでのお話を整理してみますと・・・」と患者さんの話を要約すると、内容が確認できますし、こちらが「話を聴いていましたよ」「わかっていますよ」ということが伝わります。患者さんも自分の間違いに気付いたり、言い忘れたことに気付くことがあります。

・話を聴いてこちらが「理解」したこと・感じたことを言葉にまとめて、相手に確認することは相互理解を深めます。確認したところ「違います」と言われた時に、「あなたは、そんなふうに言ったじゃないですか」などと言うのは最悪です。

・患者さんの話が長すぎる時にも、「このあたりで一度お話を整理させてください」と言えば、話を一休みしてもらうことができますし、「長すぎたかな」と気付いてもらうこともできます。

沈黙は大切な時間 2)

・沈黙の時間を気まずく思う医療者は少なくありません。でも、話の内容が難しい場合や深刻な場合、また、患者さんがなにか決断をしなければならない場合などには、沈黙の時間は考えを整理し、自分の思いを確認するために欠かせないものです。

・医療者から見れば些細な決断であっても、患者さんには簡単に決められないことが少なくありません。しばらくの沈黙＝間（ま）は、話を聴くときも会話を進めるときも意識的に取り入れるようにします。**自分のために少し待ってくれる人は、貴重な存在です。**

患者さんの考えや希望を尋ねる

・患者さんがこの事態をどう考えているか（「どのような病気がご心配ですか」）、どうして受診しようと思ったのか、どのようなことが不安か、どのような希望をもっているか（「検査や治療についてなにかご希望がありますか」）を確認します（「説明モデル」A.クラインマン『臨床人類学−文化なかの病者と治療者』大橋英寿他訳、弘文堂 1992）。「どのような病気がご心配ですか」という問いは、相手の考えを確かめるためというより、「コミュニケーションを円滑にするために尋ねている」と考えるべきだと、宮岡等さんは言っています。（『こころを診る技術　精神科面接と初診時対応の基本』医学書院 2014）

・患者さんの希望や考えが医学的に不適切なものであっても、そこにも一緒に考え、解決に向かう糸口があります。

・感情を表す言葉を聞いた場合には、「ああ、そうですか」などと流してしまうのではなく、その言葉を反復するなどして相手の人に確認してみます（意識的に「聞き流す」方が良い場合もあります）。

・患者さんが言わない場合でも、「その時どんなお気持ちでしたか」「とても不安になったのですね」「つらくて、・・・したのですね」というように促して、感情面についても話してもらうようにします。身体症状だけでなく気持ちにも気を配っていることが伝わりますし、診療を進めるうえで大切な情報の得られることが少なくありません。滝浦真人さんは「人の感情について尋ねることができるのは上位の人だ」と言っていますが（『日本語とコミュニケーション』NHK出版 2015）、医療の場ではこだわらなくも良いと思います。ただし、感情について話したくない人もいますし、すっかり忘れてしまっている人もいますから、深追いはしないほうが良いでしょう。

最後に確認する

・最後に、「ほかに何かご心配なこと（気になっていること）はありますか」「ほかにお話しになりたいことはありませんか」というように、言い残したことや伝えきれていないと感じることがないか確認します。このよ

うな質問によって、はじめて「取っておき」の話が聞けることがあります。
そんなとき「もっと早く言えば良いのに」などと言ってはいけません。

・「ほかに困っていることはないですか」と尋ねると、困るというほどで
はないが、少しだけ気になっていることが言い出せなくなります。

・このような確認からは、質問の言葉を超えて、「自分がいろいろ配慮さ
れている」というメッセージが患者さんに伝わります。気遣われて不快
になる人はいません。

イライラしたら

・相手の言動に腹が立ったり、イライラすることがあります。そんな時は、
自分が落ち着くまで口を噤むという〈手〉があります。黙って、自分が
なぜ腹が立つのかを考えて分析してみると、その間に落ちついて態勢を
立て直せます。

　黙っている間に、自分の気持ちが顔や態度に出ていないか自己点検す
るだけでも、落ち着いてくるでしょう。これからどのように言おうかと
言葉を選び、反芻してみます。アンガーコントロールとして 6 秒間黙っ
てみると良いと言われますが、これで 10 秒以上の時間が過ぎます。時
間は良い調停者です。

・相手の言い分を考えてみる想像力は、コミュニケーションを支えます。
主張を控えるのではなく、主張の仕方を変えてみるだけでコミュニケー
ションは変わります。

・相手の言うことを馬鹿にしたり皮肉を言ったりすること、否定的な態度・
表現を見せる（顔をしかめる、渋い顔をする、目をそらす）ことは、**相
手の人と訣別しようと思うとき以外には全く役に立ちません**。自分も、
後で不快になります。

技法は難しくない

　私たちは、これまでの人生で、人と会って不愉快になった経験をしていま
す。嫌な相手にはわざとその人が不愉快になりそうな態度をとった経験もあ
ります。

その態度とは、

・相手の顔を見ない。目を合わさない。表情がない。

・話を途中で遮る。遮って、否定、反論、批判（でも・・・、しかし・・・）を言う。

・言い終わらないうちに、決めつけて応答する。

・相槌も打たない。「はい、はい」のような軽い相槌を言う。

・自由に話させない。

・相手の言うことを馬鹿にしたり、皮肉を言う。否定的な態度・表現を見せる。（顔をしかめる、渋い顔をする、目をそらす）

・自分の聞きたいことにしか耳を貸さない（医者ならばカルテに書けるようなことにしか耳を貸さない）。

・自分の枠組みで聞いてしまう（医療者ならば、医学的に翻訳して聞いてしまう）。

・相手の考えていることや望んでいることを聞こうとしない。

・相手が話したことについて聞き流し、何のコメントもない。

技法とは、こうした生活の知恵の結晶です。人を不愉快にする態度についてすでに知っているのですから、患者さんと接する時にそのような態度をとらなければ良いコミュニケーションが生まれます。

コラム

　医師の患者さんへのインタビューでは次のようなことを尋ねるのですが、その際にも配慮が必要です。

　症状について…部位、性状、頻度、程度、起きる状況、増悪・寛解因子、随伴症状（陰性所見を忘れない）などは必ず尋ねます。

　症状と日常生活の関連。睡眠、食事、排泄、体重変化、月経などについて
　　唐突に「妊娠していませんか」などと尋ねるのは好ましくありません。

　症状に対する受療行動、対処行動。健診歴
　　これまでの行動を批判したり、馬鹿にするような言い方は避けます。
　　「健診を受けていないんですかあ」「そんなことをしていたの」のような

言葉は禁句です。

常用薬、アレルギー歴、嗜好、生活習慣、仕事の状況

　常用薬では、漢方薬やサプリメントも確認します。

　生活の状況や仕事の内容について具体的に尋ねます（「会社員」だけでは不十分です）。

　飲酒、喫煙についても淡々と聞きます。「まだ吸っているの」「禁煙しなくちゃ」などと、はじめから言ってはいけません。

家族歴、家庭環境、海外渡航歴など

　血のつながりっている家族と、そうでない家族とを分けて尋ねます。

既往歴

　「これまでに大きな病気をしたことがありますか」では、「大きな病気」の内容が患者さんごとに異なりますので、「入院したこと」「ずっと薬を飲んでいる病気」「つらかった病気」などと具体的な説明を添えるようにします。

　でも、「どんな症状なのだろう」「この症状を抱えて、どんなふうに生活しているのだろう」「これまでどうやって凌いできたのだろう」「どんな暮らしをしているのだろう」というように、その人のことについて好奇心をいだけば、おのずとこれらの項目についての質問が出てきます。患者さんの自宅や職場で生きている姿がありありと目に浮かぶようなら、それは良いインタビューが行われていることの証です。

　雑談のような会話から、いろいろな情報がさりげなく得られます。（　　）内はいわば下心です。

「先日、倒れまして・・・・」

　「どんな症状だったのか、どれくらいで回復したか」で終わりにしないで「周りの人は焦っておられたでしょう？」（どんな人間関係なのかな？）

　「気が付いてから、周りの方はどんなことを○○さんに言っておられましたか」（何か情報がないかな、誰か脈をとっていないかな）

　「ご家族は心配されたでしょう」（家族とどんな関係なのかな？）

「酒は焼酎を、水割りで1杯くらい呑んでいます」

　「どこの焼酎がおいしいのですか」

（ほんとうに1杯で済んでいるのかな？　どんな大きさのコップなの??）

「おつまみはなにが合いますか」

（何を食べているのかな？　塩分、多くない？　誰かが作ってくれるのかな?）

「友人が心筋梗塞になりまして・・・」

「それで心配になったのですね」で終わりにしないで

「その方はどんな仕事をしておられるのですか」（その人はどんな生活習慣だったのかな）

「今の○○さんの症状と似ている気がしますか」

「仕事は・・・をしています」

「あのお仕事では・・・・が大変なのでしょうか」「・・・が難しそうですね」

（ストレスはどうかな？　自己肯定感はどうかな?）

「・・・・に住んでいます」

「あのあたりは・・・・ですね」「生まれた時からずっとそこにお住まいですか」（住環境はどうかな?）

「家族は妻と子供と・・・・」

「お子さんは大学生ですか、もう一息ですね」（どんな家族の状況なのかな?）

「定年後は暇で・・・」

「悠々自適ですか、いいですねえ」（どんな生活をしているのかな?）

　ここで雑談と診察の境目が曖昧になるような「少し楽しめ」の会話を交わすことができれば、その後の人間関係が柔らかなものになります。自分について関心を持ってくれる人には、いろいろ話したくなります。ただし、プライバシーについてあまり話したくない人もいますから、そのような場合には会話を控えたり、その質問に医学的な意味があることを説明します。

コラム　電話でのやりとり

　電話で応対している人は、**病院の顔**です。応対が悪ければ、病院全体が悪く

思われます。

　電話の向こう側にいる人は、いま苦しくて困っている人、不安を抱えている人です。何か医療者に不満を抱いている人かもしれません。電話をしている人がどのようなことを知りたいのだろうか、どのような気持ちなのだろうか、今自分がしているような言い方をされたらどんな気持ちがするだろうか、と考えながら応対します。

・電話をうけたら、まず部署と自分の姓名を言います。

・電話での応対は、顔が見えないだけに、ゆっくり、明瞭に話します。

・爽やかな話し方を心がけます。直接話している場合には好感がもたれる「はきはきした」話し方が、電話では「つっけんどん」に聞こえることがあります。「やさしい」話し方が、「ぐずではっきりしない」と取られることもあります。

・相手の人が慌てていたり興奮したりしているような時には、なおさら丁寧に落ちついた声で相手の人の話をよく聞きます。大きな声で話すことは逆効果です。相手のペースにつられて、まくしたてて話したりしないようにします。

・どんな時でも大きな声で話すことは避けます。こちらの周囲にも相手の人の周囲にも話が筒抜けになってしまいます。「せっかく、電話でこっそり相談しようと思ったのに・・・・」という場合もありえます。

・専門用語や横文字、漢語はなるべく避けて、わかりやすい言葉で話します。

・大事な内容、人に伝えなければならない内容や相手の氏名などについては、復唱します。

・電話を受けるときは、**メモをとります**。話が長くなる時や、ややこしそうな話の場合だけでなく、短い話でも相手の名前などはメモします。

・不要になったメモを放置しないよう気をつけます。

・電話のかかってきた人がいない場合、お待ちいただくか、伝言すればよいか、折り返し電話をする方が良いかの確認をします。折り返し電話する場合には、相手の方の都合を確かめます。

・**筋違いの電話・間違いの電話**に対しては、「そんなことは私にはわからない」「違うところにつながっている」と言いたくなりますが、電話を受けた人が解決策を探さなければなりません。

間違い電話がかかってきた場合、どこに原因があるかを探るよりも、ともかく適切な場所に電話を回さなければ（適切な人を探さなければ）なりません。電話を受けた人が、応対するのに適当な人を探し、応対するように依頼してから、電話をお回しします。

　「たいへん失礼致しました。交換台で間違えておつなぎしたようです。○○におつなぎします。いったん交換台に戻りますので、申し訳ありませんがそのままお待ちください」

　その人の説明の仕方が悪かったのかもしれませんし、交換台で勘違いしたのかもしれませんが、そんなことを言っても仕方がありません。「違うところにつながっているんですよ！」などと相手が悪いと言わんばかりの言い方や「交換台がまちがえたみたいですよ」と自分は悪くないと主張するような言い方は好ましくありません。

1) 鷲田清一『聴くことの力』TBS ブリタニカ 1999　　『待つということ』角川選書 2006
2) 「連想が途切れた沈黙中のしぐさや雰囲気、その最中の面接者の物思い、そして面接が終わって別れていくときの表情や足取り。また面接がキャンセルになったときの面接者の心の反応。・・・面接は、この描かれていない余白的な『何か』によって動かされたり、色付けされている場合も少なくないのではないだろうか」前田重治『芸に学ぶ心理面接法』 誠信書房 1999

6 患者さんの希望を尊重する

患者さんの〈希望〉を尊重することは、医療の基本です。
ささやかな〈希望〉であっても、それを軽んじるとケアは止まってしまいます。
患者さんの〈希望〉にできるだけ添えるように頑張る医療者の存在に、患者さんは嬉しくなります。

患者さんの希望を尊重する姿勢は医療の基本

　患者さんの希望を尊重するということは、患者さんの思いを尊重するということであって、患者さんの言いなりになるということでも患者さんの言葉の一つ一つに「右往左往」することでもありません。

患者さんの希望

　患者さんの思いを受け止めることは簡単なことではありません。病気になることで患者さんの心は揺れているからです。揺れのふり幅は大きく、思いは「千々に乱れて」まとまらず、そのため何をどのように言えば良いかわからなくなっています。思いは言葉に収まりません。だから、患者さんの言葉とおりに対応することが希望に応えることとはかぎりません。

言葉の意味するものは多様 [1]

　病気になることで患者さんの思いは大混乱していますから、自分の「望んでいること」のどこまでがほんとうに自分の気持ちか、自分でもわからなくなっています。
・患者さんは医療者に思いのすべてを話すわけではありませんし、大切なことを話さずに心にしまっておくこともあります。
・患者さんは自分を奮い立たせるために強がったことを言うことがありますし、誰かに頼りたくてことさら弱々しいことを言うこともあります。

- 思いは語りつくせないので、途中で話すことを諦めることがあります。
- 不安や悩みのすべてを言うことは自分でも怖いし、相手の人にも負担だと思って控えます。言っても通じなさそうと思ったら、口を噤みます。
- 医療者から怖い話を聞かされることへの不安のために、たいして病気のことを気にしていないふうを装うこともあります。とても痛いのに「ちょっとだけ痛い」と言う人もいます。逆に、大げさに言う人もいます。
- 「大丈夫です」とにっこりしながら、「私の辛いことをわかってよ」と思っている人もいます。
- 患者さんは、医療者に気を遣い、自分の思いを遠まわしに言うこともあります。「一を言ったら、十をわかってよ」と願っていることも少なくありません。何も言わないけれどわかってほしい（以心伝心）という場合さえあります。
- 「もっと生きたい」「もう十分生きた」というような矛盾した思い、正反対の思いを同時に語ることがありますが、どちらも本音です。「状況」に対応して二重規範（ダブルスタンダード）を使い分けることによって、かろうじて病いのつらさと折り合いをつけていることがあります。
- 言葉の意味は文脈や状況に依存していますので、ひとつの言葉にも幾通りもの意味があります [2]。私たちは言葉の意味を文脈の中で選び取って理解しようとしますが、いつも当たるとは限りません。

　「この部屋は暑いなあ」という言葉は「窓を開けて」「エアコンをつけて」「場所を変えよう」といったいくつもの意味を含意していますし、「雨が降りそうだね」という言葉は「傘を用意するように」「洗濯をやめよう」「家に居よう」といったいくつもの意味を含意しています。「つらいから殺してほしい」と言う人が、本気で「殺してほしい」とだけ思っているわけではありません。

- 言葉や態度の奥の意味を取り違えてしまうことはいくらでもあります。軽い内容の場合には笑い話にしてしまっても良いでしょうが、重い内容の場合には「気付かなくてごめんなさい」「勉強になりました」として会話を膨らませることができれば良いと思います。「それならそれと、どうしてはっきり言わなかったの」などと言ってはいけません。
- 医学の世界では、一つの言葉は一つの厳密な意味を持つように定義され

ています（「理論言語」）が、暮らしの中で話される「日常言語」ではどの言葉の意味もあいまいで多義的です。理論言語に慣れてしまった医療者は、患者さんの言葉を文字通りに受け取り、自分の言葉は文字通りに受け取られると思いがちで、患者さんの思いとすれ違ってしまいます。

「理論言語は、日常言語の豊富で、あいまい、多義的な条件の中のごく一部のものを一つの理論体系の中に規定し直し、明文化し直したもの・・・・極度にグロテスクに拡大したもの」（村上陽一郎『科学と日常性の文脈』海鳴社 1979）

・患者さんの言葉は、同じ言葉でも場面や相手によって意味合いが変わります。その時の気分によっても言葉の意味は変わります。言うことは日々変わります。
・人と話しているうちに思いがどんどん変化します。医療者と話しているうちに、急に〈希望〉が湧きだしてきたり、無くなってしまったり、同じ言葉であっても中身が変わってしまったりします。「言うことがコロコロ変わる」「相手によって、言うことを変える」ことは、おかしなことではありません。
・医療者の気に入られそうな言葉を選んで話すこともあります。自分の思いを主張することよりは、相手によく思われるように、相手を傷つけないように自らの言葉を選ぶことも少なくありません。会話しなければならない医療者がたくさんいること自体、負担です。

「告知のあと迷い悩む過程で、言葉を失い、医師、看護婦にこび、周囲に明るい顔をみせるようになりました。死のふちに立ち、身を守る為に取った防衛の本能かもしれません。最善の治療、看護をしてほしい、やさしくしてほしい、と。」（朝日新聞・大阪版 1996 年 2 月 6 日夕刊投書）
「必死に、いい患者を演じているわたしが、いまここにいるわ。・・・大方の患者は、患者になった瞬間から、…医師から見た、理想的な患者像から外れないように、注意深くいつも自分を点検して、彼らに誉めてもらおうとする。・・・見捨てられるのじゃないか、嫌われるんじゃないかっていう、不安があるのよ。」（落合恵子「逝ってしまった女友達への手紙」河合隼雄 / 鶴見俊輔編『倫理と道徳』岩波書店 1997）

・周りの人のことを慮っての気遣いを、自分の希望だと思いこんでいることもあります。希望や自分の考えは、自分だけで考えたわけではなく、これまで受けた教育、マスコミや周りの人の意見といったものに左右されます。少しでも自分が「カッコ良く」見えるようにという思いから希望を述べている人もいます。
・話を聴いてほしい時もありますが、そっとしておいてほしい時もあります。話したい時も話したくない時もあります。励ましてほしい時もありますが、そのような言葉を聞きたくない（必要ない）時もあります。

患者さんの心の揺れに付き合うこと

・患者さんの言うことは日々変わります。それに、言葉と心はズレているかもしれません。その〈揺れ〉をやむを得ない当然のものとして、しびれを切らすことなく、患者さんとある程度の距離をおいて付き合うことが、患者さんの希望に応えるためには欠かせません。
・自分が要望したことに医療者が応えようとしてくれなければ、患者さんは落胆します。けれども、言葉通りの対応をしただけで「希望に応えましたよ（一件落着）」と言われてしまうとやはり患者さんは落胆します。
・受け止めてほしいのは、いろいろなことを言ってしまわざるをえない状況にあるという、そのことです。**患者さんの言葉を大切にしながら、言葉に振り回されずに言葉の奥の心を見つめてこそプロフェッショナルです。**
・患者さんの言葉に医療者が右往左往してしまうと、患者さんの心もいつまでも右往左往してしまうことになります。
・嘘を言うこともありますし、かけひきの材料としての「希望」を言うこともあります。でも、拒否や攻撃、医療的な助言の意識的な無視、嘘をつくこと、秘密をもつことなどによって、かろうじて患者さんのアイデンティティが支えられることがありえます。「嘘つきだ」などと言って切り捨ててしまったら、心の揺れは大きくなるばかりです。
・患者さんのことを即断してしまわずに、少し時間を置いていると、患者さんの「譲れない」大切な希望が固まってきますし、こちらにも見えてきます。

・患者さんの〈揺れ〉をやむを得ないものとして、患者さんがこれまで生きてきた姿勢や暮らしのペースを大切にしようとその〈希望〉に耳を傾ける医療者は患者さんの味方です。

応えきれない希望

　患者さんの要求はさまざまです。どんなに病気に良くないと言っても自分の希望を通そうとする人もいます。医療者からみれば「とても無理」な希望を言うことがあります。

・「頼られたら、必死になって、全身全霊で支えなければならない」わけではありません。そんなことはもともと無理なことですし、そんなふうに考えてしまうと始めから丁寧に付き合うことを避けるしかなくなります。あるいは、頑張り続けて、燃え尽きます。

・多くの場合、患者さん自身も自分の希望が難しいものであることはわかっています。ですから〈無理〉が通って〈道理〉が引っ込んでしまえば、患者さんは一時的に満足するかもしれませんが、そのことで医療者を信じられなくなります。

・医学的に「してはいけないこと」はするわけにはいきませんし、医学的に難しいこともあります。その理由をきちんと説明すれば、たいていの患者さんはわかってくれます。これまで「良い人」だと思ってきた人に「きちんと」説明されれば、その人の言うことを聞いておこうと思います。

・「患者さんのこの希望は、自分の手に負えそうにない」と感じたら、早めに他の人に相談して、手を借りるようにします。そのことを、患者さんにも正直に言います。

・医療者はいつでもどんな希望にも応えることができるわけではない（応えるべきではないこともある）ということをわかってもらわなければなりません。その上で、一工夫したり、困った顔をしつつ希望に少しでも添えるように、なにがしかの微調整を試みる医療者の姿に、患者さんはホッとします。

患者さんの希望は、医療を軌道修正するための貴重な資料

・患者さんには患者さんの思いがあり、希望があります。その人なりの考えがあります。長期的な人生設計がありますし、医学よりも優先すべき暮らしの課題もあります。いろいろな都合があります。そのことを話し合うことなしに、医療者の説明が通じるはずもありません。

・コミュニケーションは、患者さんがその人らしく生きられるようにできる範囲で**医療を患者さんに合わせて軌道修正していく**ためのものであって、患者さんを無理やり医療のレールに乗せるためのものではありません。その人らしく生きるためには、医療の大きな枠組みの軌道修正や私たちの考え方の修正が必要なことも少なくないのです。

・診療場面では、患者さんの希望や状況に合わせて弾力的（flexible）に対応しても差し支えない（時には、そのほうが良い）ことの方がずっと多いものです。できるだけ flexible に応えようと思うからこそ、医学的にどうしても守らなければいけないものを見極めることが可能になります。患者さんの希望は、flexible な医療を提供することを可能にする資料です。

1）藤澤伸介『言語力』新曜社 2011

　滝浦真人『ポライトネス入門』研究社 2008

　今井邦彦『語用論への招待』大修館書店 2001

　小山哲春他『認知語用論』くろしお出版 2016

　板坂元『日本人の論理構造』1971, 『日本語の表情』1978 いずれも講談社現代新書

2）「1960 年代、言語哲学者ポール・グライス（『論理と会話』清塚邦彦訳、勁草書房 1998）は、私たちの発話の精髄が相手の言外の意味を推意するこころの動きであることを看破した。」（瀬名秀明『境界知のダイナミズム』岩波書店 2006）滝浦真人は、グライスは協調の 4 つの原則からの逸脱を通して言外の意味を伝え、言外の意味を推意すると言っている。『新しい言語学』NHK 出版 2018

小さなこと、"ノイズ"と感じることを大切にする

小さなことを大切に

　患者さんは、医療者から見れば「つまらないこと」「些細なこと」としか感じられないことを言うかもしれません。

　「些細なこと」の中には、文字通り患者さんがほんとうにちょっとだけ気になっていたこと、話の流れでなんとなく言ってしまったことも少なくありません。そんな言葉なのに、スタッフみんなが真剣に議論しだしたり、看護師長や担当医が飛んできたりしたら、もう患者さんは「怖くて」何も言えなくなります。「なにげなく言ったことで大騒ぎされてしまって困った」という患者さんの言葉を何度も耳にしました。

　いっぽう、本当に深刻な問題を抱えているからこそ、手始めに「些細なこと」について相談をしてみることもあります。そのとき「なあんだ、そんな（些細な・つまらない）こと」と医療者が言ってしまうと、患者さんはその医療者にはそれ以上のことは相談しません [1]。

　医療者は慰めるつもりで、「そんなことは悩むほどのことではない」と「軽く」言うかもしれませんが、患者さんは「些細なこと」を受け止めてくれない人は大きなことはもっと受け止めてくれないだろうと思います。**些細な悩み」「些細な疑問」に丁寧に応えてくれる人**にだけ、「深い」話をしてみても良いかもしれないと思います。

　「些細な」言葉を耳にした時、大騒ぎしないけれども軽くもあしらわないことが大切です。「なるほどね」「そうなんですね」「私も考えてみますね」。淡々と聞けば良いのです。

　その時「気になった」「ひっかかった」言葉、何か言いたそうだった言葉や態度について、次の機会に「そういえば、昨日・・・・と言っておられましたが」というように話してみてはどうでしょう。「昨日からずっと自分の言葉を気にかけていてくれたのか」と患者さんは嬉しくなり、信頼感が膨らみます。ほんとうにたいしたことではなかった場合でも、**こんなふうに気にかけてくれる人**にならもう少し心の内を話してみようと思うかもしれませ

ん。

　「深い話」「こころの内」を聞いたとき、一人で引き受けなければならないというものではありません。少しでも「重い」と感じたら、他の人の力も借りて受け止めるようにします。その意味で「ここだけの話」「二人だけの秘密」という言葉に同意することは要注意です。「チームでお手伝いさせていただいていますので、私だけというわけにはいかないのですが・・・」のように説明する方が良いと思います。

ノイズと感じたことに患者さんの思いが隠れている

　医療者にとっては、患者さんの言葉や質問の多くがノイズに聞こえてしまいます[2]。

　医療者の問いに対して患者さんが答えたことであっても、それが医療者の思考の枠組みに入らないものはノイズに聞こえます。医療面接でも、診断に役立つ情報を無駄なく「聞き出す」（＝ノイズを切り捨てる）ことが良いインタビューだとされます。医師の仕事は、患者さんのノイズ（余計な言葉）を「ねじふせる」説明を行い、患者さんのノイズ（無知・不安）を解消することだと考えられがちです。患者さんの立ち居振る舞い・装いも、医療者の考える規格に合わないものはノイズと受けとられてしまいます。

　でも、ノイズと感じたことの中にこそ、その人にとって**大切な何かが隠れています**。ノイズから、医療の枠に入りきらない患者さんの思い・人生が垣間見えます。ノイズは患者さんの思いや情報の宝庫です。ノイズと感じることは悪いことではありませんが、ノイズと感じた思いを「なかったこと」にしてしまってはいけないのです。ノイズを処理すべきものとしてその解消を目指すのではなく、ノイズと聞こえた言葉を受け止め、大切にすることから、患者さんの人生も、私たちが「浸っている」医療の問題点も見えてくるはずです。

先入観から外れるところに

　医療者は誰もが「患者さんは・・・・というもの」という先入観を抱いています。「先入観なく人を見る」ことは誰にもできません。医療者は「この

ような病状の人は、たいていはこうしたことを考えているものだ、こうした気持ちになるものだ」という先入観を持っていますし、その行動を予測しています。人のことは第一印象で判断しますし、ステレオタイプ＝類型[3]で見ています。そして、そのような判断でうまくいくことの方がずっと多いのです（ヒューリスティックと言います）。

うまく行くことが多くなればなるほど、私たちは、自分の抱いたイメージに合う行動にのみ注目して自分の思いを強化し、合わないものは見過ごしてしまうようになります。合わないものは意識的に消去してしまいがちです。そのような経験を重ねているうちに、自分の期待・予測から「ずれた」患者の言動を非難してしまうようになります。

でも、それでは患者さんの世界の広がりは見えません。そのズレを見過ごさずに目を止め、そこから自分の抱いている先入観や認知の偏りを見つめ直すとき、**世界は違って見えてきます。**

「先入観を排して」「ニュートラルに聴く」から患者さんのことがわかるのではなく、自分の先入観と現実に自分に見えている患者さんのありようとの「ずれ」を察知し、「ずれの意味すること」に思いを巡らせるからこそ、**患者さんに近づける**のです[4]。

1)「こどもは『あなた』を発見すると、『あなた』に小さなプレゼントをする。…それは『よそ人』の目から見ると、取るに足りないものだ。…子どもはそれを『内側から見る』ことを要求する。それをちゃんと『内側から』見てくれることを確かめるために、差し出す。…その小さなプレゼントは、こちらが本当に『あなた』であるかを試している試金石である…」佐伯胖『わかり方の探究』小学館 2004

2)「ノイズを排除するものたちにとって、一番許しがたいことは、多様性の規範のない容認…。多様性や多義性こそが、ノイズそのもの」宮沢彰夫『ノイズ文化論』白夜書房 2007

3)「われわれ自身の感覚や感情、さまざまな心的作用は、多分に一般的な『類型』のほうから理解されている。…このような類型的な捉え方において、自己と他者の経験は、相互に交換可能で、重ね合わせが可能な諸経験として捉えられている。類型的な理解の枠内に収まるかぎり、自分も他人も、十分に理解可能であり、互いに理解し合えると思われるのである」田口茂『現象学という思考』筑摩選書 2014

4)「目の前を覆っていた霧は『思い入れ』によって作られてきた『思い込み』なんです。…はじめは『思い入れ』でやっていて、そして『思い込み』になって、ズレが出てきて、

そして『ああ、なんだ。そうだったのか』となったときに『共感』が出来上がるという順序を踏まざるをえないの。・・・『思い込み』が出てきて、それが崩壊して、『洞察』が得られたのが『共感』であるということです」神田橋條治『精神科講義』創元社 2012

7 プライドとプライバシーを守る

プライド＝人としての誇りを尊重することなしに、人とつきあうことはできません。
プライド・プライバシーに、配慮し過ぎるということはありません。

2 つの P を守る

　人は誰もが「プライド＝人としての誇り」を持って生きています。誰もが一所懸命生きていますし、そのことを周りの人に認められたいと思っています。誰にも、他人には覗かれたくない自分の世界があります。

　病気になることでプライドが傷ついています。「老い」や「機能障害」が増えることでも、プライドは傷つきます。病院に来て、自分の「困っていること」を話し、生活のこまごましたことまで明かさねばならないこと、身体を人前に晒すこと、他人の手を借りなければならないこと、そういったことのすべてでプライドが傷つきます。患者さんは身体ばかりか心まで裸にされてしまいます。医療者の言動はしばしばプライドやプライバシーを傷つける「刃物」になり、患者さんの心を切り刻んでしまいます。

　人のプライドとプライバシーを守ることは、人間を尊重するということです。**羞恥心や侮蔑されたという気持ちは患者さんのもの**であって、こちらに「そのつもりがなかった」「そう感じるとは思わなかった」ということで許されるものではありませんし、「そのように感じるほうがおかしい」などと非を相手に押しつけることでもありません。

診察時などの配慮

　病院では、患部であればどんなところでも他人に見られます（じろじろと、時には衆人環視の元で）。「病人なのだから我慢するのはあたりまえ」と思うべきではありません。

- ・診察や処置自体が患者さんにとっては恥ずかしいことですから、ていねいに接するように気を配ります。恥部の処置や排せつを介助してもらう

ことなどが恥ずかしいのは当然ですが、着衣を脱ぐことも、肌を出すことも、口を大きく開けるようなことも恥ずかしく感じる人の方が多いのです。

・カーテンやブラインドなどを用いてなるべく人目にふれないように配慮します。バスタオルを用いたり、医療者が立つことで隠すというような方法を用いることもできます。

・ちょっとした言葉をかけることや、気を紛らわせる話をするといった「心のブラインド」も使います。

・カーテンを黙って開けたりはしないように、いつも声かけを心がけます。

・坐薬や浣腸、剃毛などは恥ずかしいのが普通です。はっきりといやがる人の場合には、別の方法がないか考えてみます。

どうしても必要な場合には、必要性の説明をすることよりも、人目につかないようにして処置をさりげなく、さっと済ませます。その処置がスムーズに終わるように患者さんの協力をやさしく求めます。

　　強い痛みに坐薬を使おうとしたところ「いやです。家内にも見せたことなんてないのに、こんなところでそんなところ（尻）を見せたくありません。それくらいならこの痛みを我慢します」と、救急外来で叫んでいる初老の人がいました。この人の場合、A.マズローが言う「生理的欲求」よりも「尊厳欲求」のほうが優先されていたのです。

・はっきりといやがらない人でも、同じような気持ちでいることを忘れないようにします。

患者さんが羞恥心を抱くようなことを言わない

人の羞恥心について、配慮しすぎるということはありません。

・外来にしても病棟にしても、問診や診察時の説明、病気についての説明を、大きな声ですることは決して良いことではありません。

・「まあ、立派な便が出ましたね」「おしっこが多いのね」「あら、汚い」「早く下着を脱いで」「あら、この肌、どうしたの」といった言葉に傷ついた人はたくさんいます（すべて投書で指摘されました）。口に出す前に、

「言って良いかな」「大きな声でも大丈夫かな」「さりげなく、サラッと言うほうが良いかな」と一瞬考えてみるようにします。

・患者さんが「恥ずかしそう」だったり「恥ずかしい」と言ったら、医療者にはそう思えないことでも、患者さんの思いが優先です。一人一人の羞恥心は違いますから、多くの人が平気なことでも恥ずかしいと思う人はいます。

・「浣腸します」「剃毛します」などと大きな声で言わなくとも、「手術のための準備をしましょうね」というように言えば良いでしょう。

・患者を叱責するなどは論外です。病院で医師や看護師の怒声や叱責、嬌声、呵々大笑が許されるのは、ごくごく例外的な場合です。プライドもプライバシーも傷つけてしまいます。

患者さんを辱めるような言葉・失礼な言葉を言わない

・「バカ」「問題患者」「人格破綻」「理解力が低い」「Pだ」など、その言葉が侮蔑的なものであると自分自身が感じるような言葉を、患者さんに対して用いてはいけません。患者さんのいないところで言うことも診療録などに書くこともダメです。
医学的に正しくとも「年のせい」「加齢現象で仕方ない」「あきらめるしかない」「更年期はこんなもの」というような言い方は、人を傷つけます。

・高齢者の話がくどかったり、回顧的であったり、まとまりがないことがあっても、それだけでそのことを否定的に評価しないようにします。

・高齢者が物忘れをしたり、こちらの言うことに適切に答えることや対応することができないことはしばしばありますが、そのことを簡単に「認知症だ」などと言うべきではありません。高齢者は環境の変化に順応しにくいのですから、そのことを否定的に言うべきではありません。

・患者さんのことを悪しざまに言うことは、たとえそれが医療者のストレス解消になるにしても、その後のケアの質を落とします。自分の品位を自ら引き下げてしまいます。

患者さんを馬鹿にするような態度をとらない

患者さんの言動について、鼻で笑うような態度を取ったり、小馬鹿にしたような応対、軽くあしらうような態度は絶対にとってはいけません。

態度でも言葉づかいでも患者さんを子ども扱いしない

特に高齢者や未成年者などと接する際には気をつけます。

小児患者の場合、次のようなことにも気を配ります。
・本人の前で、医療者と親・家族だけとで話し合うことは好ましくありません。
・褒める場合、他の子どもと比較するような言葉を用いるべきではありません。「良くできたね」「頑張ったね」とは言うのは良いのですが、「おりこうさん」「良い子ね」と言うべきではありません。
・子どもの言っていることや、していることを「子供っぽい」と思ったり、笑ったりしてはいけません。子どもがギャグとしてしていることが、はっきりわかる場合は別です。
・安定した人間関係ができるまでは、子どもをからかうような言葉を言うべきではありません。

患者さんの言いたくない思いを尊重する

病院では身体だけでなく、暮らしの中身までもが人にのぞきこまれます。
・患者さんのプライバシーについて医学的に尋ねる必要のあるものは少なくありませんが、それでも患者さんが「言いたくない」と言う時はその思いを尊重します。
・職業、学歴、成育歴、宗教、家庭のことなど、「喜んで話したい」人も、「話しても平気」な人もいますが、「話したくない」人もいます。
・医学的に意味のないプライバシーに立ち入ることは避けます。「かぜ」で受診した子どもの父親の会社名・仕事の内容をこと細かに尋ねていた医師は、何か下心があるのではないかと勘繰られてしまいました。うかがう場合には、その情報が必要な理由を述べ、そのことを聞いても良い

か許可をもらうようにします。

・「少しプライバシーに関わることをうかがいたいのですが、おいやなら お話しにならなくても結構です」と言っておきさえすれば（承諾されて いれば）、あとはどんなことをどんなふうに尋ねても良い、ということ ではありません。

・軽い会話がプライバシーに関わってしまうことがあります。

　　小児科外来で、父親と来院した子どもに「今日は、お母さんは？」と尋ねたら、 離婚していました。「お母さんは」「奥さんは」ではなく、「皆さん、お元気ですか」「お 家では変わったことはありませんか」のように尋ねるほうが無難です。

・医療者だからといって、なんでも尋ねる権利があるというわけではあり ません。付き合いをていねいに重ねていけば、雑談の合間などに患者さ んの方から話してくれます。

・医者になるとすぐに、医者は患者さんのプライバシー＝心の中に土足で ずかずかと入り込むことに抵抗がなくなり、当然の権限と感じるように なります。その怖さを心にとどめて、時には「あえて入らない」「あえ て聞かない」部分を抱え込んで付き合うのがプロフェッショナルです。

病室で

病室は患者さんの居住空間です。他人の家を訪れる時の礼儀を守ります。

・病室に入る時にはノックをして、一呼吸を置いて入ります。ノックをし てすぐ入る人がいますが、これではノックの意味がありません。「はい」 という返事を待つのが原則です。「失礼します」とか「おはようござい ます」と挨拶をしながら入ります。

・カーテンを開けるときにも声をかけ、一呼吸おきます。かならず、会釈（お 辞儀）とあいさつとをします。着替えをしているような場合もあります から、いきなりカーテンを開けたりしてはならないのは、病室の場合と 同じです。

・ベッドのそばにおいてある尿器などが丸見えにならないように、それ以 外にも人に見られたくないものがすぐに見られるようなところにあれ

ば、患者さんの行動に支障のない範囲で、さりげなく片付けておくよう
にします。
・患者さんの持ち物を大切にします。患者さんに断りなく触ってはいけま
せん。

診療科としての回診

・患者さんは見世物ではありません。みんなでぶしつけにのぞきこむよう
なことは失礼なことです。
・回診は患者さんの都合や希望に優先するものではありません。
・回診で、患者さんの前で、医療者だけで話し合うべきではありません。
・**回診は患者さんのためのものです**から、回診での会話は日本語で行われ
るべきです（患者さんが英語の話せる外国人の場合には英語で会話して
も良いでしょう）。

　英語で回診している病院がありますが、あとで受持医がどんなに日本語で説明し
なおしても医者が何を言っているのかがわからなければ不安は増します。英語のわ
かる人も増えていますが、それでも医学用語のいっぱい入った英語は部分的にしか
わからないので、ますます不安になるでしょう。患者さんを〈相棒〉と見るか、医
師が支配する人と見るかの違いです。
　英語でカンファレンスをする医局がありますが、患者さんの細やかな心の動きは
日本語でなくては話せないと思います。そんなことについて、医者どうしでは議論
する必要がないと思っているのでしょうか。

・回診に参加している医師が、腕組みをしていたり、壁にもたれたり、ひ
そひそ話や雑談をしたりするのは、とても失礼です。

プライバシーを漏らさない

　患者さんのプライベートなことについて、当人が話すことを許した内容
を、当人から許された人に対して開示する以外は、漏らしてはいけません。
　以下のようなこともプライバシーの漏洩です。どのような言葉も周囲の人

を不快にする可能性があります。

- 「○○さんも同じような症状だったけど、あなたも良くなったから大丈夫」というような「善意」からの言葉。
- 患者さんの前で、別の患者さんについての噂話や愚痴、褒める（持ち上げる）ことや非難、病状の変化についての話（たとえ改善している場合でも）。
- 外来や病室で、他の人にも聞こえる**大声**での話しかけや説明。患者さんは、医療者と他の患者さんとの会話に耳をそばだてています。そこから、医療者の性格、他人や自分の病気についての情報などを集めています。そこで「怖そうだ」「いやな感じの人だ」と思われたら、すでにコミュニケーションはつまずいています。
- 人通りのある廊下での、診療についての医療者どうしのディスカッション、外来や病室で他の人に聞こえるような声での情報収集。
- ナースステーションや処置室、エレベータの中などは「ウチ」の場所だと思いがちですが、そこで内輪の会話をすべきではありません。ナースステーションでスタッフが自分のことを悪く言っているのを聞いたので、その病院を即刻退院したという患者さんがいました。医者と看護師とが遊びに行く相談をしていたことについて、「信頼できなくなった」という投書をいただいたことがあります。
- 医学的な会話が、シロウトの人にとっては「悪意に満ちた」会話に聞こえることがあります。
- 電子カルテを開いたら、その場を離れるときには面倒でもかならず画面を閉じます（突然、呼ばれたり、患者さんの急変の場合でも）。紙カルテの場合も同じことです。患者情報の書かれている書類を他人が見えるところに置いてはいけません。
- 自分の診療と直接関係ない患者さんの診療録（電子カルテ）を興味から「のぞき見」してはいけません（処分対象となりえます）。
- 患者情報の入った書類・論文資料や USB・SD カードなどの情報媒体の置き忘れを防ぐために、院外に持ち出すことは絶対にしてはいけません。どうしても必要な場合には、匿名化しておかなければなりません。
- バス、電車、タクシーなどの車内での雑談、飲食店での雑談、隣近所の人との噂話に、個人情報がまぎれこんでしまいがちです。身内や関係者

がそばに居るかもしれません。全く関係の無い人でもその話を聞いて不快になります。自分たちのこともこんなふうに話されるのかと思って、その医療施設への信頼を無くし、医療者全体への信頼を無くします。

SNS（ブログ、ツイッター、ラインなど）について

・患者さんの情報を書いてはいけません。「病院で〇〇さんに会った」程度でもダメです。
・特定の人のことではなくとも、患者さんについて非難するような言葉、医療機関の在り方に対する批判、同僚職員に対する誹謗・噂話、根拠のない治療の推奨などは書くべきではありません。こうした言葉は、当の医療者自身を貶め、その医療機関への信頼だけでなく医療そのものへの信頼を損ない、ひいては患者さんの受療に悪影響を及ぼしかねません。
・一度発信したものはどこかに残されうるものですから、削除しても手遅れです。

電話での応対

・こちらの電話の周囲にいる人の会話が相手に伝わらないよう、電話をしっかり切るまで周囲の人も大声で話さないようにします。
・患者さんの入院の有無や、病状についての問い合わせには注意します。警察や会社の関係者と偽って、時には本人が別人を装って、所在や病状について問い合わせをしてくることがあります。離婚調停中の夫婦の子どもが入院し、別居している親が電話してくることもあります。入院の有無や病状については「申し訳ありませんが、電話ではお話ししないことになっております。おそれいりますが、ご本人か、ご家族から直接お聞きいただけませんでしょうか」とお断りします。

8 言葉をかける

医療者の態度や言葉一つで、患者さんの心は和らぎます。
否定的な言葉からはじまる会話は、良い関係を生みません。
楽しい会話・雑談がないところに、ケアは生まれません。

患者さんは医療者の言葉でホッとします

声かけは心かけです。病院にいるあいだ、患者さんはずっと不安です。診療の流れのわかっている医療者は、黙々と仕事をしてしまいがちですが、「今、患者さんはこんなことを知りたいだろうな」「こんな声かけがあると、少し落ち着くかな」と患者さんの気持ちを想像してこまめに声をかけるようにします（「黙って、やってよ」「うるさいよ」と思う人もいますので、「顔色をうかがいながら」声をかけます）。気にかけてもらっていると感じると患者さんは落ち着きます。

誰に対しても声をかけます

まだ言葉を話さない乳幼児にも、意識の無い人にも、障害のためにこちらの言葉が理解できないと思われる人にも、「認知症」と思われる人にも、「ふつう」の人に声をかけるように声をかけ、説明します。そのように接する医療者の姿を見て、家族は嬉しくなります。その場にいる人みんなの気持ちが和らぎます。

意識のない人の強めの口腔内吸引を看護師が黙ってしたことが、後日問題になったことがあります。処置しながら、患者さんに「ごめんなさい、つらいですよね。でも、もう少しだけ我慢してくださいね」、そばにいる家族に「どうしてもしっかり吸引しておかないとのどに詰まってしまいます。ご覧になっているとお辛いですよね」などと声をかけていればよかったのにと悔やまれました。
認知症の人への配慮された声かけについては、本田美和子『ユマニチュード入門』（医学書院 2014）などに書かれています。

外来で待っている方に

「あと○人です」「あと○分くらいでお呼びできると思います」「お辛くないですか」「お困りのことがありましたら、いつでもお教えくださいね」と声をかけます。

診察している時に

いまどんなことを考えてどんな診察しているか、どんな異常を見つけようとしているか、次に何をするかなどを、わかりやすく簡潔に簡単します。

「それでは心臓の音を聞いてみます」「背中で呼吸の音を聞きます」
「おなかを診察します。少しくすぐったいかもしれませんが、悪いところを手ごたえで探しますので、少し我慢してみてください。痛いところがあれば教えてください。」
「これから少し強く押します」
「歯を叩きますが、そのことで炎症があるところを探しています」
「ちょっと痛いかもしれませんが、すぐ終わりますから」

検査や処置を受けている時に

検査や処置を受けている時には、そのプロセス自体が不安です。
「検査器械を使う」「検査器械が大きい」「造影剤を使われる」「管を体内に入れられる」「身体に針が刺される」と、検査や処置が大掛かりになるにつれて不安はどんどん大きくなります。手術や強い薬の注射となれば、不安は極限に達します。家族も同じような不安に包まれていて、自分のことでないだけにいっそう歯がゆい思いをしています。
言葉だけで不安が解消することはありませんし、医療者にはなかなかその不安を想像することも難しいのですが、それでも「不安だろう」と思いやって言葉をかけるようにします。

・検査や処置の目的や大まかな手順については事前に説明しているはずですが、患者さんの意識がある場合には、実施中に現在進行している状況

について説明します。今何をしているところか、あと何があるか、あとどれくらいかなどを説明します（「怖いから、黙ってやって」と思う人もいます）。

「はじめに・・・します。途中で・・・・をします。少し長く感じられるかもしれませんが・・・があれば、あと一息です」

「ここは少し痛いので、よろしくお願いします」

「これから・・・・します」「いま、・・・・しています」

「半分過ぎましたよ」「もう一息です」

「順調に進んでいますからね」

・処置されている自分の身体は見えないことが少なくありません。超音波検査や内視鏡などでは画像をお見せすることが多くなりましたが、処置を受けている最中に質問することはなかなかできませんので、ポイントをわかりやすく説明します。

「・・・には異常がありません」

「・・・のところに少し気になるところがありました。具体的には・・・」

・「いたわりの言葉」「ねぎらいの言葉」を忘れないように。

「もう一息です」「きつかったですね」「おつかれさまでした」「ご気分はいかがですか」

ホッとできなくなる言葉

　医療者の声や態度で、とても不安になってしまうこともあります。患者さんは、しばしば医療者の言葉が、自分にとって不都合なことを言っている（暗示している）のではないかと思ってしまいます。「そんなつもりではなかった」と言っても、手遅れです。

・以下のような言葉は、人を不安にする例です。ミスがあったのではないか、自分の病状がとても深刻なのではないかと思います。

「うーん」「困ったな」

「あれっ!?」「おかしいな」

「しまった」「まずい」「やっつけちゃおうか」

〈眉をしかめる〉〈首をかしげる〉といった態度も同じです。

・以下のような言葉は、人を不快にします。

「これはひどい」「こんなひどいの、見たことない」「きたない」「くさい」「えーっ」

「もう少し早く来れば良いのに」「へんなの」「ほら、もっとそっち」「(処置中の部下やスタッフに対して)ああ、だめだめ」

「これくらい我慢できないの」「弱虫だな」「みんな我慢していますよ」

・医療者間での別の患者さんのことについての会話を、自分のことと勘違いする患者さんがいますが、守秘の観点からも話すべきではありません。

・「まあ、大丈夫でしょう」と「ちょっと心配ですね」は医者にとっては同じですが、患者さんにとっては大違いです。

・患者さんから何か尋ねられたら、それがどんなに些細なことでも、的外れなものでも、きちんと答えるように気をつけます。

「なーんだ、そんなこと」「違いますよう～」「変なこと気にするね」「心配性だね」「余計なこと、考えなくていいですよ」

というような答え方で、患者さんがホッとすることはまずありません。「大丈夫」という言葉を繰り返すだけで患者さんが安心することもありません。

否定的な言葉から会話を始めない

「ダメですね」「ダメですよ」「ちがいますよ」「どうして、こんなことができないかな?」「どうして、こんなことをするかな?」といった否定的な言葉から会話を始めないようにします。

「だめですね」という言葉では人は変わりません。「だめですね」といった

否定的な言葉は、断絶・絶縁の言葉です。「だめですね」から後の言葉は耳に入りにくくなります。病気になって低下している自己肯定感をさらに低下させるばかりです。

終りよければすべて良し

・医師は「はい、じゃあ良いですよ」「おしまいです」「OK です」「おだいじに」といった言葉で診察を終えがちです。病室から退室するときも「じゃあ」くらいの言葉で済ませてしまう人が少なくありません。こうした言葉を、元気よく、きっぱりと言われたら、患者さんは「はい、おしまいだよ」「もう、話は終わり！」という雰囲気を感じてしまいます。「**一丁上がり**」**と片づけられている**ような気がします（自分は one of them にすぎないと感じます）。それまでどんなに良い雰囲気があったとしても、「一丁上がり」の言葉はすべてを台無しにしかねません。

・きっぱりと「おしまいです」「おだいじに」と言われてしまったら、「言い残した」「聞き忘れた」ことを患者さんが思い出しても、もう言えません。

・親しい人との別れは寂しいものです。恋人同士なら、デートの最後にこんな別れ方はしません。何度も別れの言葉を交わしたり手を振りあったりして、名残を惜しみながら別れます。今度会う機会について約束しています。デートのようにしっとりと別れる必要はありませんが、少しだけ**余韻を残すような別れ**ができると良いと思います。

・「気を付けてお帰りくださいね」「暑い日が続くので無理をなさらないでくださいね」「お疲れさまでした」などの言葉があると雰囲気が和らぎます。

・忙しいときでも「ごめんなさい、時間がないので」では、やはり「打ち切り」です。
「今は時間がないので、次回にでも、ぜひ続きを聞かせてくださいね」
「それでは、今日はこれでおしまいにしてよろしいでしょうか。ほかに何かご心配なことはありませんか。お家に帰って心配なことに気が付かれたら、次回まだご相談しましょう」というような言葉を後に繋げます。こうした言葉には、意識しなくとも笑顔が付いてきます。

時間はごく短くとも、その時間に医療者が「本気で」患者さんと向き合っていれば、それだけで患者さんは嬉しくなります。「いま、忙しいから、後で聴かせてくださいね」と言って去った人が、後刻「少し時間ができました。ぜひお話を聞かせてください」と訪室すれば、何重にも嬉しくなるでしょう。「何でもないときに話しに来てくれたことが、本当にうれしかった」と看護師に言った患者さんがいました。

・これで一連の診療が終了するという最後の診察の時には、「また、何かありましたら／またお困りの時にはいつでもお出で下さい」という言葉は欠かせませんが、その時にはどこに（当院／近くの診療所）どのように（再診手続きの仕方／電話のかけ方）アクセスすれば良いかを具体的に話しておきます。
・外来では、患者さんが診察室の扉を閉めるまで**そちらの方を向いて見送ります**（身体に障害があったり、荷物が多い場合は、医療者が直接退室をお手伝いします）。
　部屋を出るときに、こちらを振り返ってお礼を言う人も、お辞儀をする人もいます。振り返って見たら、医者は患者さんにそっぽを向いてさっさとカルテ記載（入力）していたというのでは、患者さんはがっかりします。振り返って見たら、自分の方を見ていてくれたというだけで、信頼感が膨らみます。
・患者さんの方を見ないでコンピュータ端末に顔を向けて「お大事に」と言う医者、伝票を整理しながら背を向けたまま「お大事に」と言う看護師がいますが、声が自分の方を向いていないということを患者さんは背中でちゃんと聞いています。最後の言葉は締めくくりとなる一番大切なものです。患者さんのほうを向かないまま言ったばかりに、「結局、はじめから自分のほうを向いていなかったのだな。軽くあしらわれたのだな」と思われてしまうかもしれません。「終わりよければ、すべて良し」なのです。
・病室でも同じことです。身体は（足だけのこともあります）外の方を向けながら、顔だけ患者さんの方を向いて「じゃあ、また」では心も別のところを向いているとしか思えません。

　橋川硬児さんは、早くこの場を逃げたいという無意識の癖は、ほとんどの場合次

の３つに集約されると言っています（『絶妙な話し方の技術』明日香出版社 2005）。

- ・動作が速くなる（体の動き、声のスピード）
- ・カラダの軸がぶれる（ぐねぐね、回転、手が頻繁に胸から頭に行く）
- ・目線が泳ぐ（横や後、極端な場合には頭ごと斜め横方向に向く）

言語交際－言葉をかけあう

　情報を伝えあうことだけがコミュニケーションではありません。伝わる情報は少しだけれど、会話をしている雰囲気が気持ちよくて、他愛のない会話を交わせること自体が嬉しいというお付き合いがあります。交わされる言葉の意味は副次的なもので、言葉が交わされること自体で成り立つ交際を、**言語交際**（phatic communion）と言います[1][2]。恋人同士の会話、井戸端会議、飲み会の会話などにはそのようなものが少なくありません。多くは〈雑談〉です。恋人同士の会話など、文字に起こせば他愛もない会話のほうがずっと多いものです。でも、そのような会話をいくらでも交わせることが親密さの表れであり、そのことを通して親密さが確認されます。他愛もない言葉を交わし続けることが二人の関係を深めます[3][4]。

　患者さんとの信頼関係も、**言葉のやり取りを楽しむ**という付き合いの中で深まります。患者さんの楽しいこと、嬉しいことを一緒に楽しませてもらうというところが出発点です。患者さんの楽しんでいることを一緒に楽しみ、患者さんと楽しく話せる〈時〉を楽しむことは大切な接遇です。

　　自分の楽しいことを押しつけるのではありません。自分が先に笑ったら相手が傷つくかもしれませんし、自分たちだけが笑ったら、周囲の人たちが傷つくかもしれません。そのようなことに気を配りながら、自分も楽しくなるということが、患者さんの楽しいことを大切にすることにつながります。

　患者さんの笑顔にいつも微笑みを返し、その笑顔の生まれてきたところを一緒に見てみます。せっかく、その患者さんと出会ったのですから、その人と一緒に笑えなければ、お付き合いしている価値がありません。患者さんは、

自分が嬉しい時に一緒に微笑んでくれない人に、「自分の悲しみを共有して
ほしい」とは思わないでしょう。楽しい会話の雰囲気がいつも保たれればそ
れはケアです。最期の日々にも、そのようなつきあいをつみ重ねてきた人が
そばに居てくれて、始まりのころと同じように楽しい会話が交わせ続ければ、
時にはそっと涙してくれれば、それはきっとターミナルケアです。

　楽しい〈雑談〉がないところで、「情報集め」も「患者指導」もできません。
日常生活での情報の多くが雑談を通して得られるように、患者さんの情報も
大半は雑談を通して得られるものです。情報用紙に書かれた文字の奥にある
ものは、雑談を通してしか得られません [5) 6)]。雑談＝何気ない会話を通して
しかわからない、患者さんの暮らしや人生観があります。患者さんの暮らし
や人生観を知らずに、ケアも「指導」もできません [7)]。「あそび」のない話は「実」
もないのです。

　でも情報収集のために雑談するというのは本末転倒です。雑談を楽しむ時
間を共有することこそ深い意味でのサービスであり、そこで「たまたま」情
報も得られるのです。患者さんのちょっとした話に耳を傾ければ、患者さん
がその後の雑談を引っぱっていってくれます。その流れにうまく乗り、流れ
が早過ぎるときにはそっと引き留めることは「芸の内」です。

　最近、大きな病院では在院日数が短くなり、医療者は効率化や情報化、医
療安全などに追われていますが、だからこそ、こうした付き合いの意味が大
きくなってきていると思います。

　　雑談には「相手のプライバシーに入りすぎない」「自分のことを話し過ぎない」「自
　　己開示は相手の話の内容に関連したものに留め、自分と同じ程度の内面性と量の話に
　　留める」「話題を選ぶ（話さない方が良い話題がある）」「社会規範や役割期待に沿った
　　話題を選ぶ」「自分を卑下したり誇示したりしない」といった配慮が必要であり、また
　　「自己関与的コミュニケーション（自分が感じた気持ちや反応を返す）のほうが、自己
　　開示的コミュニケーション（自分のことを話す）に比べて信用度が増す」そうです。（諸
　　井克英・中村雅彦・和田実『親しさが伝わるコミュニケーション』金子書房 1999）

　病院に来る人の気持ちは、多かれ少なかれ落ち込んでいます。そんな時、
ちょっとしたユーモアのある言葉にホッとすることは少なくありません。で
も、ユーモアとなれなれしさ、ユーモアと質の悪い冗談は違います。

　人の失敗や欠点・癖、覗き趣味的な噂話などを笑い話の種にすることには、不愉快に感じる人がかならずいます。「欠点」の指摘は「あげつらい」になりやすく、人の「欠点」をあげつらいだした瞬間に私たちはその人の「長所」を見失います。とりわけ相手の人のことを直接笑うのは、それがどんなにささいなことがらであっても、またどんなに親しくなっていても、時にとても人を傷つけます。そのようなことをふだんから友人に言っている人は、つい患者さんにも言ってしまいがちです。

　ユーモアは、言った人は笑ったりせずに澄ました顔をしているものですし、誰もがゲラゲラ笑うようなものではありません。ふと心が和むようなものがユーモアです。どんなにすてきなユーモアでも、相手の人とすれ違ってしまうことはあります。ユーモアと無礼は紙一重だということを忘れず、すれ違ったと感じたらすぐにフォローアップします。

　ジョークは要注意です。「ジョークとは『相手に笑いを強要すること』」（向谷匡史『会話は「最初のひと言」が９割』光文社 2011）なのです。医療の場で強い立場の医療者のジョークに、患者さんは笑わざるをえません。「受けた！」というわけではないことが少なくありません。「明るい」雰囲気を作ることと「あ、軽い」と思われることとは、別のことです。

　「弱い」立場の人は「強い」立場の人に気をつかい、「強い」立場の人の雑談が退屈なものであっても「歩み寄る＝乗ってくれる」ものだということも忘れてはなりません（かどや・ひでのり「言語権から計画言語へ」『ことば／権力／差別』三元社 2012）。「楽しい雑談」には、患者さんへの敬意と関心、そして自分自身の生活の豊かさが欠かせません。

ミニ知識　言葉を和らげる

　クッション言葉があると、言葉が柔らかく伝わります。

　私たちは日常生活ではクッション言葉を使いこなしています。そのような言葉は医療の場でもとても有効です。

　・お待たせいたしました

　・失礼いたしました

　・おそれいりますが　申しわけありませんが

・お手数ですが　ご面倒ですが

・お願いがあるのですが

・していただけますか　していただけると助かるのですが

・あいにくですが

・残念なのですが

・話が少し難しいかもしれませんが

・とまどわれるかと思いますが

・ねぎらいの言葉

　　　　大変でしたね　ご心配ですね　良かったですね　驚かれたでしょうが

・依頼の言葉

　　　　〜してくださいませんか？　お願いできますでしょうか？

否定的表現より肯定的表現で話すと、事態が変わってみえてきます。

・この部屋は９時まで開きません。→９時から開きます。

・〜すべきです。→〜するともっとよくなると思います。

・スポーツはだめです。→散歩まではしても大丈夫です。

・まだ仕事に行ってはいけません。→あと数日休むと行けるように思います。

・検査を受けないとだめです。→検査を受けて安心しましょう。

・今は忙しくてだめです。→もう少し後ならできるのですが。

・こんなことで夜に受診しないで。→昼に受診したほうが検査もできて「お

　　　　　　　　　　　　　　　　　　得」なんですよ。

・どうしてもっと早く来なかった？→ずいぶん我慢なさったのですね。一晩、

　　　　　　　　　　　　　　　　　　　つらかったですね。

・薬が増えてしまいましたね。→効く薬があって良かったですね

・まだ症状が消えない。→症状が一日一日軽くなってきていますね

・○○がないからダメ。→○○があるともっと良いのに。

・「きまり」ですから。→「きまり」はこうなっていますが・・・

・手術なのに口紅なんか塗って。→素敵な口紅ですね。でも、今日は・・・

Ｉメッセージの例

　「私」を主語にするＩ（アイ）メッセージのほうが、「貴方は…すべきです」のようなYOUメッセージよりもソフトな印象になります（ただし、使いすぎると不自然になります）。

・ダメじゃないですか。→私は心配です。

・頑張ってください。→応援しています。

・良くできました。→私まで嬉しくなってしまいました。

・どうしてしてくれないんですか。→私が困ってしまいます。

・よく気がついたね。→なるほど、そのように思われたんですね。

・○○してください。→こうなさる方が良いと思うのですが。

・手伝ってあげる。→手伝わせてください。

普通の暮らしからのことばを添える

・入院って、いやですよね。

・検査、私も受けるのは嫌いなんですよ。点滴もしたくないですよね。

・聞きなれない言葉が多くて、戸惑われたでしょう。

・仕事がご心配ですね。お家は大丈夫ですか。

1)「もしかするとメッセージそのものよりも、『メッセージのやりとりがちゃんとできているかどうか』のテストのほうを私たちは優先させているばかりか、そちらのほうこそがコミュニケーションの本質であるのではないだろうか」内田樹『死と身体　コミュニケーションの磁場』医学書院 2004

2)「ファティック・コミュニオン（言語交際・交話）のようなコミュニケーションこそが人類の言語活動にとってより本源的な形態なのであって、言語を思考の表現の手段としてみることは『そのもっとも派生的な専門化した機能の一つを見る一面的な見解たるをまぬがれない』（マリノウスキー）」水谷雅彦「伝達・対話・会話」　谷泰編『コミュニケーションの自然誌』新曜社 1997 所収

3)「『無駄話』に身体を丸ごと投入する『社交』こそが、人間にとってもっとも偉大な能力なのだ」菅原和孝『ことばと身体』講談社選書メチエ 2010

4)「何かを相手に伝えるというより、『今、ここ』を共有する。他愛もないおしゃべりには、そういう側面もある」岡田美智男『弱いロボット』医学書院 2012

5)「『脱線』がもたらす効能は・・・相手の緊張を解きほぐすことかもしれないし、本音を引き出す契機となるかもしれないし、医療者が治療を継続していくための動機づけとなるかもしれない」春日武彦『いかがわしさの精神療法』日本評論社 2012

6)「私の場合、患者の重要な情報は大概、患者やその家族との雑談で得ている。かといって個人情報を得るために雑談をしているわけではない。単に診療の合間にたわいのない会話をしたいだけだ」廣瀬伸一「詮索のすすめ」チャイルドヘルス 19.9　2016.9

7)「するりと数秒後にはわすれてしまうようななにげない会話こそが、記憶のディテールを支えている」齋藤陽道『異なり記念日』医学書院 2018

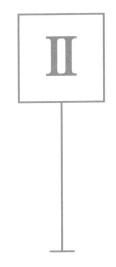

コミュニケーションをふかめる

1 医療者の言葉・説明は難しい

医療者の言葉は、医療者の考えるように伝わることはありえません。
患者さんと医療者との会話は、異文化コミュニケーションです。
「小学生にもわかるような」説明を心がけます。

異文化コミュニケーション

　「母親の病気について、医師の説明を聞いていたときにはわかったつもりだったが、病院を出るころにはどんどんわからなくなって、家に着いた頃にはもう何を聞いたのか全くわからなくなっていた」とある弁護士さんが言っていました。「言葉で勝負する」仕事の人でさえ当事者となるとそうなのですから、普通の人ならなおさら言葉は消え去ってしまいます。

　患者さんは、聞いたこともない言葉に取り囲まれます。聞いたことのある日本語も、患者さんの生きている世界と医療者が生きている世界とでは意味が異なります。患者さんと医療者の生きている世界は別世界であり、そこでのコミュニケーションは異文化コミュニケーションです。医療者は自分が患者さんに話す言葉は**絶対に自分の考えている通りには伝わらない**ということを覚悟しなければなりません。言葉が通じない理由はたくさんあります。

もともと言葉というものはズレる

　人はそれぞれの環境の中で育ち（医療者の場合、環境の中には医学の世界も入ります）、それぞれの歴史を背負っていますから、ある言葉にその人が抱く意味は一人一人で少しずつ異なっています。一つの言葉にはいくつもの意味があり、話す人が選んだ意味と聞く人が選んだ意味とが同じだとは限りません。言葉のニュアンスも一人一人違っています。

聞いたこともない言葉が押し寄せてくる

　聞いたこともない病名や医学の言葉は恐怖のもとです。病名を告げられ

ることは裁判の判決のようです。「○○の可能性がある」と言われだけでも、人は困惑します。不安から、言葉が聞こえなくなります。押し寄せる病名や医学の言葉に患者さんは圧倒され、なにがなんだかわからなくなります。

同じ言葉を話していても

「がん」「高血圧」「糖尿病」「めまい」のような言葉は誰もが耳にしたことがあり、自分なりの知識を持っています。でも、今医療者が語っている意味は「その人の知っている意味」とは多少なりとも異なっています。医療者が説明する「感染症」と患者さんが考える「感染症」とは、きっと同じ意味ではありません。「高血圧」「糖尿病」「胃潰瘍」「○○がん」「歯周病」・・、みんなそうです。

医療者の言葉は難しい言葉の連続ですが、その言葉の意味を、一から手取り足取り詳しくは説明してくれません。患者さんは、医療者の言葉を自分の持ち合わせの知識で受け止め、その病気についてその人なりの理解を膨らませていくので、かならず医療者の言いたいこととはズレます。医療者がそのズレを確認して一つ一つすり合わせて説明しようとすれば、その煩雑さのためにかえって全体が見えなくなってしまいます。

「珍しい病気」「難しい病気」「ダメージを受けて」というような言葉も、医療者は「教科書にちょっとしか書かれていない病気」「一工夫が必要（でも僕ならできるよ）」「かすり傷」程度のつもりで言っているのに、患者さんには「難病」「不治の病い」「クラッシュ」といった恐ろしい言葉に聞こえてしまうことがあります。

「これくらいのこと」もわからない

専門用語は言うまでもなく難しく、呪文のような言葉です。

カタカナ、アルファベットで書かれる言葉が通じないということは医療者でもわかっています。でも、「これくらいは知っているだろう」と医療者が思う言葉もしばしば通じません（「透明性の錯覚」と言われます）。「これくらいのこと」も、患者さんは医療者のようにはわかっていないものです。白血球もアレルギーもウイルスも抗生物質も、医療者のように理解してい

とは稀です。

　最近の患者さんはインターネットなどでたくさんの情報を手に入れていますが、それは自分の関心のあることに限られています。特定の領域については「専門家はだし」であっても、それはピンポイントの知識であって、医療者のように体系だって理解しているわけではありません。「難しいことを知っているようだから」と医療者がどんどん専門的なことを話してしまうと、患者さんはたちまちわけが分からなくなります。

耳にするコトバの文字が思いつかない

　医学の言葉には、音だけを聞いてもよくわからないものがあります。「キノウテキ」「キシツテキ」「ショケン」「セイリテキ」「セイジョウ」「マッショウ」「シンコウ」「シンシュウテキ」といった言葉を聞いたとき、患者さんは「昨日的」「気質的」「初見」「整理的」「正常」「抹消」「信仰」「信州的」などのような言葉をまず思い浮かべてしまうかもしれません。「ガイチュウケンサ」と言われたら、「外注」よりは「害虫」を思いうかべるほうが普通でしょ

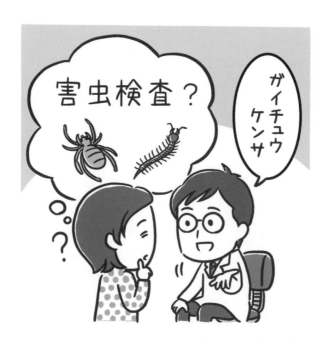

う。このような言葉を医療者は、つい無意識に使ってしまいます。

　患者さんが正しい言葉はどの字なのかと迷っている（頭の中でワープロ変換している）間も医療者は話し続けていますが、その間の医療者の言葉は耳に入っていません。その結果、受けた説明は**至る所に穴が空いた**ものとなって、全体として何を言われたのかわからなくなってしまいます。たくさんの穴が空いたためによくわからなくなった説明は、「不良品」としてまるごとゴミ箱に捨てられてしまいます。

四角い言葉は怖くて、わからない

　漢字が重なる言葉は難しく、怖く感じます。漢字が重なる言葉は「漢語」（外国語）ですからわかりにくく、権威的な言葉です（だからお役所の文章では多用されます）。

　上気道、採血・採尿、画像検査、腹痛、胸痛、炎症、選択、意義、腹部全体、経緯、内服、生命維持、飲酒、感染源、改善、増悪、限局性・・・。このような言葉の聞き取りはそれだけで負担ですし、多ければ多いほど患者さんの心は委縮してしまいます。「血液を採る」「胸が痛い」「お酒を飲む」「良くなる」「悪くなる」のような和語が入るほど説明は柔らかくなり、聞きやすくなります。

　漢字や横文字の多い話は聞く人にとっては聞きづらく、**聞きづらい言葉に囲まれると不安が増します**。聞くだけでは文字や意味が思いつかない言葉の多くは、漢字が重なった言葉です。

　　柳田国男は、「日本には、まるいことばを使う人と、四角いことばを話す人と、二種類の人種がいる」と言ったそうですが、四角い言葉はその角で人の心を傷つけますので、人はなるべく距離を置くようにします。距離を置けば、言葉は耳に入りません。

　　柳父章さんは、「漢語はタテマエ、和語はホンネ」「音読み（漢語）はタテマエ、訓読み（和語）はホンネ」と言っています（『翻訳語成立事情』岩波新書1982）。 タテマエの話だけをいくら重ねても、言葉は通じにくく、聴く人の心にストンと落ち着きません[1]。カタカナ言葉は漢語と同じです。

　　「あなたの季肋部の痛みの性状は、器質的なものというよりは機能的なもののようですね。胸痛はないようですから・・・」ではなく、はじめから「あなたの、みぞおち

のあたりの痛みの性質からは、何か『できもの』ができているというよりは、胃か腸の働きが敏感になっているためのように思います。胸の痛みはないということですから・・・」と言うと、患者さんの翻訳する負担が減ります。

言葉を理解することで手いっぱい

人の話を聞くとき、聞く人は言語処理（相手の言葉を理解する）と思考（相手の話の内容について考える）を同時に行います。でも、言葉が難しい場合には、言語処理を優先するため思考まで手（頭）が回りません。その結果、**話の内容を理解するには至らない**のです（高野陽太郎『認知心理学』NHK出版2013）。外国語で難しい内容の話を聞く場合、単語の理解に追い付くのが精いっぱいで、話の内容を深く考えることができないのと同じです。

医学の場合、単語の理解もままなりません。受け手は、情報を処理するために意識を集中しようと努めますが、それはゆっくりとしかできませんし、すぐ疲れてしまいます。そのペースに合わせて言葉をゆっくり送ろうとする医療者はめったにいません。

「血液中の鉄が減少しているためヘモグロビンが低下し、顔色が悪くなり、酸素が足らくなって息切れがする」という程度の説明でも、その意味を医学的に正しく理解するためには「膨大な」生物学的知識や医学的なレベルでの言葉の理解が必要です。医療者は長い時間をかけて、たくさんの知識を身に付けてきていることを忘れて「これくらいのこと」はわかるだろうと思いますが、患者さんは言語処理だけでも手に余っています。

言葉が多すぎて受け止められない

医療者は、わかっていること・知っていることを全部伝えなければと思いがちですが、そう思うと説明する量は膨大なものになり、そのため早口で話すことになります。

患者さんにしてみれば、大量の言葉が「立て板に水」のように迫ってきます。流れに押し流されるばかりで、受け止めることはできません。

シロウトなのですから、聴きなれない知識についての言葉はほんのわずか

しか受け止めることができません。大量の医学の言葉を投げかけることは、お猪口を出している人に一升瓶からお酒をジャージャー注ぐようなものです。**説明のほとんどはこぼれてしまっています。**医療者は大切なことをこんなにいっぱい「話してあげた」（純米大吟醸を一升もあげた）と満足するかもしれませんが、患者さんは「お猪口を出しているのに、一方的に酒を注ぎ続ける（＝話し続ける）ひどい医療者」と思ってしまいます。医療者は満足しているのに、患者さんは医療者に反感を抱いてしまうという悲劇が起こりえます。

　　飲み会でなら、お猪口がいっぱいになればそこで注ぐのをやめます。お猪口が空けば、また注ぎます。顔が赤くなれば「今日はこのあたりで」と、それ以上注ぐことはやめます。「もう飲みたくない」という人にまで、無理強いはしないものです。医学的な説明でも同じことなのです。

　話を受け止めることを断念した人は「はい、はい」と生返事を連発しながら、話を聞き流すだけになります。話についていけないサインとしては、話の流れと関係なく頷く、3回以上繰り返し頷く、落ち着きがなくなる、意味のない動作を繰り返す、などがあるそうです。

ハラハラしているので、落ち着いて聞けない

　医療者、特に医者は、自分の思考過程に沿って、順を追って説明し、それを踏まえて最後に結論を言いがちです。
　でも、患者さんは〈結論〉が一番気がかりです。「医者は悪いことを言い出すものだ」と思っている患者さんは、医師の話が続いている間ずっと「いつ悪いことを言われるのだろう」「こわい病気なのかな」とハラハラして聞いています。ハラハラしながら話を聞いていると、たくさんの言葉が耳を素通りしてしまいます[2]。

患者さんもすでに情報を持っている

　最近では、インターネットなどで情報がたくさん手に入ります。病気のこ

とについて相談する窓口もたくさんあります。親戚や知り合いに医療者が一人や二人はいます。そうしたところから得られた情報と医療者の説明とを突き合わせて聞いています。そこにズレがあると感じると、目の前の医療者の説明のほうを疑う人がいます。

1) 漢語＝タテマエを多く話す人に対しては、患者さんもタテマエで話すことになりがちです。和語で話しかけてくれる人には、ホンネが話しやすくなります。漢語を多く話す医療者と和語を多く話す医療者とでは、患者さんが違って見えてきます。四角い言葉はタテマエなので、患者さんが四角い言葉を使っているときはタテマエを話しているのです。「延命処置はしてほしくありません」と言っているような言葉にはどこかに「気負い」があり、心からのものではないかもしれません。

2) 「言葉は、どこかで語に対して想像されるイメージが参照されることを前提としているからこそ語られるのだが・・・・概念的な言語表現に慣れておらず、その想像すら困難なひとには、（なおさら）拒否や怒りの感情が湧きおこる」船木亨『いかにして思考すべきか』勁草書房 2017

どうすれば良いか

　私たち医療者の説明が、私たちの思うように患者さんに通じることはありません。わかりやすく説明するということを一言で言えば、**「小学生にもわかるような説明をする」**ということです。「この説明なら小学生にもわかるだろう」と確信できない説明は十分伝わらないと考えるほうが良いのです。もちろん子ども相手の口調で話すということではありません。

　子どもや高齢者の場合も、理解度に応じて当人に説明することは欠かせません。

丁寧な話しかたで

・言葉は「ゆっくり」「間をとりながら」、「はっきり」と話します。特に日本語の場合は、文章末尾の言葉（語尾）をはっきり言わないと言いたいことが伝わりません。

- 早口での説明では、普通の人は途中で脱落してしまいます。ふだん全く走ったことのない人がマラソン選手と一緒に走るようなものです。ゆっくり話し出しても、だんだん早くなってしまいがちなので、気をつけます。
- 難しい内容の情報を把握するためには、その意味を考えるための時間が必要です。「説明」には、その時間も含まれます。
- きつい言い方や否定的な言葉で終らないように心がけます。
- 「サバサバ」「ハキハキ」した話し方では、「冷たい人だ」と受け止められてしまうことがあります。

テーマと結論を最初に明らかにする

　おなじ文章でも、タイトルを知って読む時と知らずに読む時とでは、理解がぜんぜん異なります。「これから○○○についてお話しします」「だいじなことが３つあります」のように、これから話すことのテーマ・要点をはじめに明らかにすることが、患者さんの理解を助けます。場合によっては、話の途中で再確認します。

　日本の会話では、いろいろ話したうえで、最後に結論を言うことが少なくありません。賛成なのか反対なのか、最後の一言までわからないような話し方をしがちです。そのほうが、話している間に相手の反応を見て、結論を修正することも可能です。でも、医学的な説明の場合には、「診断は○○です」というように先に結論を言うほうが良いと思います。

- まずテーマ、そして結論を言ってから、その結論に至った過程をお話しするほうが患者さんは落ち着いて説明を聞くことができます（トップダウン処理）。
  医師はいろいろな可能性を考え、鑑別を進めて結論に達します。その過程通りに順を追って延々と説明し、最後に結論を言う人がいますが（ボトムアップ処理）、不安を抱いている患者さんは「何か悪いことを言われるのではないか」とハラハラしながら聞いているために、医療者の言葉が耳に入りません。
- 〈結論→内容と理由→まとめ〉というように話します。結論がまずわかれば、その説明や判断の根拠について多少なりとも落ち着いて聞くことができます。最後に、かならず説明した内容の要約を言います。

　テレビのニュースで〈主なニュースの見出しの紹介－一つずつのニュースについての説明－もう一度見出しを紹介（「今日は、このようなニュースをお伝えしました」）〉、裁判で〈判決主文－判決理由－裁判官からの言葉〉というような形をとっているのは、そのような説明のほうが人は聞きやすく、理解しやすいからです。「検査では異常がありませんでした」「○○という病気の疑いが出てきました」「これから○○についてお話しします」「まず大きな副作用についてお話しします」が主文です。

・「がんの末期である」「不治の病である」というように結論が深刻な場合には、さっさと結論を言えば良いとは限りません。人は言いにくいことを伝える時には遠まわしの言い方をしたり、言いよどみながら話したりするのが常ですから、深刻な結論を突然ぶつける医療者のことは「まともな」人ではないのではないかと患者さんは感じてしまいます。深刻な病名や気になる言葉を耳にした後には医療者の言葉が耳に入らなくなります。
・結論の深刻度合いは患者さんごとに違いますし、医療者の感覚とも異なります。
・選択肢が複数あるような場合でも、「今日は、・・・・・をお勧めするという方針のお話をまずさせていただきます。別の考えもあるでしょうから、一通りご説明した後で、いろいろ相談させていただければと思います」「今日はＡの方針をとる場合とＢの方針をとる場合の両方について、お話しさせていただきます」というように話すと良いと思います。

医療者の考えているプロセスを説明する

　医療者は結論が出ると安心しますので、結論だけを言って終わりにしてしまう人がいます。でも、それでは患者さんはなにがなんだかわかりません。**結論に到達した過程、その過程で医療者が考えてきたこと、これから考えられること**について論理的に説明します。
・医療者としてはどのように考えたのか、どのような情報を分析してこの〈結論〉に達しているのかを丁寧に説明します。そのような説明を聞いた患者さんに「医療者は、自分のことをこんなにいろいろ考えてくれて

いるんだ」と思ってもらえたら、信頼が深まります。

・現時点でまだ不確定なこと・よくわかっていないこと、これから予測できること・想定しておかなければならない事態についても説明します。

・自分の考えは何も言わずに、「患者さんの言葉通りにやっています」「マニュアルに書かれている通りです」「法律で決まっています」「AI でこのような診断が出ていますから」のような説明だけでは医療者を信じてもらうことはできません。

・**言葉を節約すると、理解は深まりません。**
検査で異常がないからといって「検査に異常がない（正常です）」「病気じゃない」では、患者さんは安心できません。症状が続いていればむしろ不安は大きくなります。「異常はありませんでした。病気じゃないと思いますよ」と言われれば、見離されたと感じる患者さんは少なくありません。どうしてそのように判断するのか、「正常」とはどういう意味なのか、などについてわかりやすく説明をしてくれる人、「異常はありませんでした」に続けて「でもお辛いのですよね。これから何ができるか一緒に考えてみましょう」と言ってくれる人は、名医・名看護師です。

「何回か吐いているので、まず怖い病気である頭（神経）の病気や手術が必要なお腹の病気を見落とさないようにと考えて診察しました。頭の病気だとすると、もっと別の症状（けいれんや意識の低下など）や特徴的な診察所見（項部硬直など）があるはずですが、今のところはありません。手術が必要なお腹の病気でみられる手で押したときの手ごたえもありませんし、固い物（腫瘍）も触れないので、いまのところこれも考えにくいと思います。これから下痢が始まれば胃腸炎の可能性が高いのですが、時間がたって怖い病気の所見が出てくることもありますから、元気になるまで手術が必要な病気でないかと気にし続けて診ていきます。レントゲンなどの検査も検討させて下さい。・・・・・・」

不確実なこと・曖昧なことも説明する

　医学のことはわからないことだらけですし、これからのことについては確実に予測できることの方が少ないものです。そのことについてもしっかりと説明します。予測される最悪の事態ばかり説明するのは好ましくありません

が、あいまいなことや不確実なことまできちんと説明することには、信頼を深める力があります。とはいえ、どのような話し方をしても通じにくいものだということも覚悟しておきます。

「90% 治る」と説明されるか「10% 治らない」と説明されるかで人の受け取り方は異なりますが（プロスペクト理論）、こうしたことを、人を誘導するテクニックとして用いることは良いことではないと思います。「90% は治りますが、逆に言えば 10% の人は治らないということです」というように説明します。

一度にたくさんのことを話さない

・どんなにわかりやい説明でも、一度にたくさんのことを話されては受け止めきれません。膨大な量の話は、患者さんが受け止めるキャパシティをすぐに超えてしまい、せっかく長い時間をかけて説明したのに、病名と最後の言葉くらいしか患者さんの記憶に残りません。最悪の場合、聞いたことのすべてが消去されてしまいます。

・1 回に伝えたい情報量をできるだけ絞るようにします [1]。とはいえ、はじめから〈診断 - 治療 - 予後〉などの全体を説明しなければならないことの方が多いでしょう。そのような場合、一通り説明が終わった時点で、今の段階でどうしてもわかっておいてほしいポイントをしぼって、改めて強調します。**強調したことは記憶に残ります。**

「今日、おわかりいただきたいことは、この 3 点です。いっぱいお話ししましたが、明日以降またあらためて何度でもお話ししますから、それ以外のことは今日は忘れていただいても大丈夫です。これからいろいろわからないことや悩まれることが出てくると思いますが、どんなことでもお尋ねください」。

　3 つくらいが受け止められる限度ですから、まず自分の中で整理することが大事です。

・説明は一回勝負ではありません。病気の 1 回目の説明は、2 回目以降の同じ内容の説明を効果的なものとするためのリハーサルのようなものだと割り切ってしまいましょう。

藤沢晃次さんは「『分かる』とは、情報が最終的に（その人の）脳内整理箱の一区画に入れられたこと」であり、そのためには「ビール瓶（の小さな口）に水を入れるように、ゆっくり注ぎ込むことです。同じように、説明も時間当たりの情報量を小さくする必要があります。これが『しみ入るように話す』ことだ」と言っています（『「分かりやすい説明」の技術』講談社ブルーバックス 2002）。多くの人にとっては、もともと医学的な言葉を受け止めるだけの脳内整理箱がほとんど準備されていません。

・繰り返し説明しても言葉が届かないことがありますが、それもありうることと覚悟します。わかってもらえるように、時間をかけて、何度でも繰り返し説明する忍耐力は持っているはずだという前提で、医療者の免許証は与えられていると考えます。

言葉をかみ砕く

・「これくらいのことは、言わなくてもわかるだろう」「これくらいのことは知っているだろう」と思わないで説明します。
・「四角い言葉」をできるだけ避けます。
　小学生でもわかるよう平易な言葉・日常の暮らしの中の言葉に「かみ砕いて」届けます。
・医学用語は、できるだけわかりやすく解説します。「この言葉についてご存知ですか」「この病気のことについて、何かご存知のことがありますか」などと尋ねると、どのように説明すると良いかが見えてきます。
・病名は、その意味するところをわかりやすく解説します。発症はゆっくりなのに「急性」という病名がついているだけでも、患者さんは意味が分からなくなってしまいます。
・病名を告げるということは、病名に負けてしまわない生き方を一緒に考えるということです。

「心臓の仕組みの中で、○○弁が十分に閉じていないという意味で、このような病名になっています」
「病名は怖いですが、医者はこの病名を聞くと、一番性質の良い病気と考えるのです」

「医学ではこんなややこしい名前を付けてしまっていますが、‥‥‥という意味にとってくださるほうがわかりやすいと思いますし、安心できると思います」

「こうした言葉は医者にはあたりまえのもので、珍しいものでも難しいものでもないのですが、初めてお聞きになると『こわい』とお感じになるかもしれませんね」

・〈たとえ（アナロジー）〉が患者さんの理解に役立ちます。ただし、たとえ話ばかりでは何の話をされているのかがわからなくなり、かえって事態が呑み込めなくなってしまいます。たとえ話ばかりされたので、「自分を馬鹿にしている」と怒った患者さんもいます。医学の言葉で説明した上で、〈たとえ〉を用いて普通の暮らしの言葉に言い換えて、重ねて説明します。

・医療の専門語は呪文みたいなものです。CRPを炎症反応と言い換えても、患者さんは難しい言葉を二つ投げかけられただけです。「白血球が多くて心配だ」と言われた患者さんはその文章を丸ごと受け取るだけで、「白血球の仕事は何か」「多いとはどういうことか」「どんなことが心配なのか」などといったことが、医療者の考えているような意味でわかるわけでありません。

・医療者は誰もがわかりやすく説明する努力はしていますが、しばしばそれは高層ビルを30階から20階まで下りてきた程度にとどまっています。1階にいる患者さんからみれば30階も20階も大差ありません。1階まで下りるには、普通の暮らしの世界の言葉やたとえを用いて「目に見える」説明にすることが必要です。

　　「炎症」は「体の中の火事」、「白血球」は「身体防衛軍」、「自己免疫」は「身体防衛軍が国民に発砲している」。私は「CRPは医学の言葉では炎症反応と言います。炎症の炎という字からわかるように、身体の中で火事が起きていて、その煙の大きさを見ているようなものです」などと説明しています。「たとえ」などを用いたわかりやすい説明は正確な医学的知識とは多少なりともずれていますが、目をつぶります。（「CRPは火事の煙の大きさ」という説明は、医学的には正確ではありません。）

　　「いまの貧血は、体の中の鉄がとても足りない状態です。家計で考えると、収入が少ないのに支出が続き貯金も使い果たして、暮らしを切り詰めている状態で、苦しいところです。このような場合、資金援助して今の生活をなんとか立て直すだけで

はなく、いざという時のための貯金もあるていど確保するまで生活を立て直しておかなければなりませんね。ですから薬も貯金（鉄）ができるまで飲みつづけていただくことになります」

・医療者は、つい医学的に正確なことをそのまま伝えようとがんばりますので、かえって通じなくなってしまいます。

　　小児悪性腫瘍の両親に「悪性の病気ですが、上皮性のものではないので医学的には『がん』ではありません」と説明した外科医がいましたが、両親はわけがわからなくなっていました。

・〈たとえ〉を用いる時に、差別的な表現や他の人や事物を貶める表現が入りこんでしまうことがないように、気をつけます。

患者さんの知っていること・感じていること・理解したことを確認する

　患者さんが病名や医学用語についてどんな知識を持っているか、医療者の説明をどんなふうに受け止めたか、その病名を聞いたことでどんな気持ちになっているか（どのような不安を抱いているか）などを確認します。

・多くの人は、インターネットやツイッター、テレビの健康番組などでいろいろな情報を得ています。ポイントを説明したところで、「このようなことをお聞きになったことがありますか」「なにかお調べになりましたか」「難しいところが多かったと思うのですが、ご質問いただければ」というように尋ねてみると、話を進めやすくなります。

・ホームページやブログには、誤った内容が書かれていることもありますし、書いている人の信念ばかりが前面に出てしまってあまりお勧めできないものもあります。それでも、患者さんと一緒にインターネットの画面を見ながら、その内容について話し合うと信頼感が深まります。「ダメダメ、それは間違い！」「そんな変なものを読んで」「あの人の言うことを信じちゃだめですよ」「だから素人は」などと言下に否定しては、せっかくの足掛かりを無くしてしまいます。「インターネットなどでお調べ

になって、わかりにくいことや迷われることがありましたら、いつでも相談にお出でください」というような言葉も、信頼感を深めます。

・前医がいる場合には「前の先生はどのように言っておられましたか」と確認してみると、前医がずいぶん違う説明をしていることがあります。医療者には、それが「同じ山を別の方向から見ているようなものだ」ということがわかりますが、患者さんは前医と全く別の話を聞いたと感じてしまいます。患者さんの中には「前医が誤診だ」と思う人もいるでしょうし、「この医者は信じられない」と思う場合もあるでしょう。「同じ山を別の方向から見ている」ということを説明します。

・入院時に看護師から「先生からはどのような話を聞いておられますか」と尋ねられて、「医療者間の連絡が悪い」と怒った患者さんがいました。看護師は患者さんが医師の説明をどの程度理解しているかを確認したかったのでしょうが、患者さんにしてみれば口頭試問を受けているような感じがして不愉快だったのではないでしょうか。「病気のことをどのように考えておられますか」と尋ねるほうが良いと思います。

百聞は一見に如かず

・難しい説明も、**文字や図・絵を用いる**と伝わりやすくなります。視覚的な情報なしに医療についての情報は伝わりません。文字を見れば「キノウテキ」を「昨日的」と勘違いすることもありません。どこがどのように悪いのか、絵を見るとずいぶんわかりやすくなります。最近では、説明のための図や絵はたくさん用意されています。繰り返し、見返したり、読み返したりして、少しずつ患者さんの腑に落ちてきます。

・どの病院でも病気について説明した文書がたくさん用意されていますが、「読んでおいてね」と手渡すだけでは困ります。文書を手渡すときには、それを一緒に見ながら、解説したり補足したりすることが欠かせません。

・すでに用意されている文書を見直してみると、読みにくい字体で書かれているもの、説明に用いられている言葉が意外に難しいもの、シロウトにはその表現では医療者の意図が伝わらないだろうと思わされるものも少なくありません。「マイコプラズマはペニシリンが効きません」と書

いてある説明文書がありましたが、どうしてわざわざこのようなことが
書かれているのかについては書かれていませんでした。
・インターネットなども、うまく利用します。

画面だけで説明しない

・検査結果やインターネットの情報について、画面だけで説明することは
好ましくありません。病気の人にとっては画面を見ることが疲れます
し、医療者は自分の思いで画面やポインターをコロコロ動かしてしまう
ので、患者さんはついていけなくなります。
・画面で出した検査結果や情報は印刷して、その**印刷物を用いて説明**すべ
きです。そうすれば、強調するところを示すこともできますし、追加の
書き込みや不要な部分の削除もできます。「気にしなくてはいけない H
（検査値の異常高値）」と「気にしなくても良い H」の違いを説明する
こともできます。
・それでも、**自分で手書きした説明や図**には特別の意味があります。自分
でわかりやすい文章や図に描けないような説明は、相手にも伝わらない
ものです。
・患者さんに説明する際、その内容を説明用紙に書きながら説明する医師
が多くなりました。けれども、それは、ポイントの言葉だけが書かれて
いて、そこから矢印が引かれていたり言葉に丸がつけられていたりする
ばかりで、時間が経って見返してみると、どんな説明を受けたのかわか
らないものがほとんどです。医療者から見て「分かり切った」言葉や話
の流れでも、後からみてもわかるように丁寧に書いて患者さんに手渡す
ことが必要です。

相手の人の気持ち・精神状態に思いを巡らせる

・医療者の説明を聞く人は誰でも不安でいっぱいですから、気持ちが落ち
着くように説明を工夫しなければなりません [2]。場合によってはいった
ん説明を中止することもあります。そのためには、**相手の人の顔を見て
いること**が欠かせません。

・なかなか「わかってもらえない」と感じる時や、相手の「反応」が悪いと思う時があります。そんなときこそ、「いま相手の人はどんなことを感じているのだろう」「今どんなに不安なのだろう」「これからどうしようと思っているのかな」と思いを巡らしてみます。

・「相手の立場に立つ」というのは、相手と同じところに身を置いて事態を見てみるということです。Joint attention（共同注視＝二人が同じ対象を共に眺める）という言葉が心理学にはあります[3)][4)]。ベンチに並んで座っている恋人が同じ方向を向いて同じものを見つめているように、相手の人の横に並んで同じ方を眺めてみようとすることから、**説明の仕方を修正するヒント**が見えてきます。患者さんの反応が悪い時に足らないのは、説明の量であるよりは、患者さんの感情や価値観に即して見てみようとする姿勢です。

少しだけ立ち止まって、患者さんの横に並んでみて（患者の側に視点を変えて）

「この事態は患者さんにはどう見えているのだろう？」

「患者さんはこの事態をどう感じているのだろう？」

「患者さんは自分の未来をどう思っているのだろう？」と考えてみます。そのとき自分に見えてきたことを踏まえた言葉をかけてみることから、扉が開きます。

「この病気が回復するのは普通1週間くらいかかりますから、4日目では医者は『まだ短い』と言ってしまいがちですが、患者さんには3日でも長いと感じられますよね」

「入院って考えるだけでも嫌ですね。いろいろ準備も心構えも要りますしね」

「医者の間でも意見が分かれていて、絶対にこちらが正しいとは言えないのですが、多くの医者がこの方法を勧めているということには、それなりの根拠があると思います」

一緒に考える姿勢こそ

・医学的に考えて正しいと思われることを説明しても、患者さんが納得してくれないことがあります。そんなとき、どうしても医療者は自分がいかに正しく適切な判断をしているかを必死に伝えようとしがちです。

・医療者は「どうしてこんなに詳しく説明しているのに、わかってくれないのだ」と思い、もっと詳しく話そうとしがちですが、たいてい逆効果です。

「自分の言っていることは絶対に正しい」「あなたはわかっていない」「無知なあなたに教えてあげる」とばかりに「正しい」こと（「あなたはこのようにすべきである」）が迫ってくることは、患者さんには攻撃的なものと感じられます。患者さんは下に見られていると感じて傷つきます。

・どちらへ進むべきかわからず立ち止まっている人を力づくで引っぱろうとしても、良い関係が生まれることは稀です。「自分の立場は正しい」と主張するだけでは、コミュニケーションは断ち切られてしまいます[5]。望ましい姿勢とは、

・自分の言っていることに根拠はあるけれど、それが唯一の正しいこととは限らないということ、自分の説明の中にも誤りがありうることは承知しているという姿勢

・自分の説明とは別の考え方もあることを受け入れる姿勢

・患者さんの希望に応じて、可能な限り軌道修正する心積もりであるという姿勢

・こちらの知識を提供した上で**これからのことを一緒に考えていこう**とする姿勢です。

「話しながら、心の中でつねに銘記すべきことは、『私はいつでも考えを変える用意があります。どんな小さな手がかりでも示してください。私の思い違い、考え違い、ひとりよがり、勝手な想定は、いつでも、どんなことでも、そっくり考え直してもいいのですよ』ということである。言葉づかい、声、身振り、物腰、言い方などは、このことを心の中で呟いていれば、ごく自然に、やわらかであたたかく、おだやかなものとなり、普通の姿勢の『話しぶり』がにじみ出てくる」。（佐伯胖『わかり方の探究』小学館 2004）

・「録音して良いか」と尋ねる患者さんが居られたら、もちろん YES です。その方が、関係が深まります。レコーダーがとても小さくなった現代では、医療者に何も言わずに録音している人が少なくありません。医学的な説明に限らず、いつも録音されているつもりで話すように心がけます。

「録音などしておかなくても大丈夫ですか」とこちらから尋ねるなら、なお良いのかもしれません。できれば、こちらも録音しておきます（患者さんに「あとで自分の説明に間違いがなかったことを確認するために」と言って了承してもらいます）。動画の撮影はお断りする方が良いと思います。

医療者の説明は、指導ではなくアドバイス

治療についての説明は、〈教育〉〈指導〉〈指示〉ではなく、病気との（病いをかかえた人生との）付き合い方についての私たちからのアドバイスです。

説明することを「患者に教える」「患者を指導する」ことと考えると、おのずからそのような態度がにじみ出てしまいます。でも、人は生まれてからずっと〈教える〉〈指導する〉という態度の人（親、教師、職場の先輩など）と付き合ってきていますので、「またか」と少し嫌になってしまうかもしれません。

アドバイスは、いつも「患者さんのメリットになることを目指して」という思いからのものであることを、押しつけがましくない言葉にして伝えるようにします。

アドバイスのポイント

・相手に対して敬意のある雰囲気で話す。
・相手の考えていることを話してもらい、良く聴く。
・支持的・理解的表現で、まず受け止める（「そんなのだめですよ」「間違っていますよ」から始めるのではなく、「なるほどね」「そういう考えもありますね」「それも一つの方法でしょうね」「・・・という考えは私も同感です」。「まだできていないの」から始めるのではなく、「これまでずいぶん頑張ってこられましたね」）。
・あれもこれもと多くを言い過ぎないようにして、その時点で重要と思われるポイントに焦点をあてて話す（たくさん話すと受け止めきれずに、全消去される）。
・否定的表現より肯定的表現で（「これ以上はダメです」よりも「ここま

ではできます」)。

・過去より未来に向かって話す（「こんなことをしてしまったから」よりも「いろいろあったけど、これからはこうしましょう」)。

・質問を通して、相手の考えを尊重し、気付きを促す（「こんな方法をしてみることは考えられませんか」)。

・別の考え方や改善策を具体的に提案する、できるだけ、複数の選択肢を用意する。

（「こんな考え方もありますが・・・」、「こんな方法はどうでしょうか？」)

目標の設定（達成したときのことをイメージする、数値で表す）

（今は登山で言えば３合目あたりですが、・・・すれば５合目にたどりつきそうですね）

・I（アイ＝私）メッセージでサポートする。

・クッション言葉を用いる。

・アドバイスですから、アドバイスを受け入れるか否かを決断するのは患者さんです。「言うとおりにしない人のことは、もう知りません」、「あなたの自己決定した方針実現のために、私たちが行うアドバイスには従ってください」「アドバイスはしたから、あとは勝手にしてください（自己責任）」といったものはアドバイザーの言葉ではありません。

・〈指導〉〈説得〉だと思ってしまうと、「言う通りにしない」患者さん、「何度も訊き返してくる」患者さんにイライラしてしまいます。イライラすると、「だからあ」「さっきも言いましたけどね」「どうしてわからないかなあ」などという言葉を言ってしまう人がいます。このような言葉は侮蔑的なものですから、そこでコミュニケーションは終わってしまいます。

・この「どうして」を、「わかってくれない」相手に対して向けるのではなく、**「どうして自分には、この人の『わからない』理由がわからないのだろう」**と自分に向けて考えると、見えてくる世界が広がります。

わかりやすい説明の要素

木暮太一さんが「わかりやすい説明のための３つの要素」を挙げていま

す（『学校では教えてくれない「わかりやすい説明」のルール』光文社新書 2011）。

- **何のテーマについて話しているかがわかる。**
- **説明に使われる日本語がわかる。**
- **説明の中の論理がわかる。**

その上で、

- 一度した説明や理屈も、繰り返し「再確認」する。
- 正確さとわかりやすさとは、多くの場合、相反する。
- 伝えたいことを、しぼる。

とも述べています。

さらに「ここまでで、おわかりになりにくいことがないでしょうか」と話の途中で何度か確認し、「今は、全部がおわかりにならなくても大丈夫です。何度でもお話ししますので」というような言葉があるとなお良いでしょう。

コラム

繰り返し話し合っても、通じない人がいます。「こんなに大事なことが、どうしてもわかってくれない」「説明するたびに、その時は『わかりました』と言うのに、同じことをまたしてしまう」医療者から見ると困った人がいます。そのような人が「理解力が低い」「素直さが欠けている」とはかぎりません。

その人の〈正邪〉〈正誤〉の座標軸がこちらの〈正邪〉〈正誤〉の座標軸と違っているのかもしれません。そのような場合、その人の「わかりました」という言葉は話を終わらせるための言葉に過ぎません。だから、「わかりました」と言ったのに、またぜんぜん「わかっていない」行動をとってしまいます。「どうしてこんな簡単なことができないの（わからないの）」「ちょっと考えを変えれば良いだけなのに」と医療者は思いますが、その人にとってはこれまで長い間生きてきた座標軸ですから、それを変えることは簡単なことではありません。これまでの人生の否定になりかねないからです。

医療者は一定の共通の座標軸を持っていますので、違う座標軸を持つ人は非常識に見えます。こちらの座標軸を変える必要は全くありませんが、相手の座標軸は違うかもしれないという視点を持たないままの説得や指導をいくら重ねてもお互いの価値観は平行線のままで、相互に否定的な評価だけが膨らんでし

まいます。医療者のほうが、相手の座標軸に一時的に身をおいて、そこで患者さんと話し合ってみると途が開けるかもしれません。

敬意があれば

　分かりやすい説明のために最も大切なのは相手の人への**敬意**です。
　コミュニケーションの〈わざ〉、人に敬意をもって接する〈わざ〉は、実は誰もがもう身につけており、すでに実践しています。
　恋人や親しい友人と付き合うときには、誰でも丁寧に付き合っています。恋人や親しい友人と話すときには、相手の顔を見つめます。相手の話を十分に聴きますし、その時には頷いたり相槌を打ったりしています。よそ事をしながら話を聴くなどということは絶対にしないでしょう。自分の想いをわかってもらうために、相手に聴いてもらえるように一所懸命話します。相手の人が理解できなければ、話し方に工夫を重ねます。
　病院長や看護部長と話すときには、礼儀正しい態度で、敬語を使って話しています。
　医療におけるコミュニケーションは、誰もがすでに持っているこの力を、**最大限、目の前の患者さんに提供すれば良い**だけのことです。敬意と親しみがあれば、そうせずにはいられません[6][7]。自分が身に付けている力を最大限提供することがサービスです。

わかりやすく説明することは最低限の礼儀

　相手の人に通じる言葉で話す、相手に言葉が通じているか確認するということは、最低限の礼儀です。自分の話している言葉が相手に通じるものかどうかを気にせず、わからない言葉を話し続ける人は、相手を「人として」見ていないのです。
　医療者にとっては言い飽きた説明でも、患者さんにとっては初めて聞く話です。医療者が「ちゃんと説明した」と思っていても、その言葉が相手に届

いて、その心の中にストンと落ち着かなければ、説明したことにはなりません。

　患者さんの理解を確認しながら説明を進めていき、臨機応変に説明の仕方を変えます。患者さんとの会話や患者さんの表情を通して、どのように届いているかを推し量ろうとしていなければ、臨機応変に対応することはできません。「ここまで話したことがわかっているか、言ってみてください」というような質問はできないのですから、患者さんの希望の確認や、あらためて症状や経過について尋ねることで、理解の状況を確認します。

　「僕たちは『自分に向けられた敬意』を決して見落とさない。人はどれほどわかりにくいメッセージであっても、そこに自分に対する敬意が含まれているならば、最大限の注意をそこに向け、聴き取り、理解しようと努める。だから、もしあなたが呑み込むことのむずかしいメッセージを誰かに届けようと願うなら、深い敬意をこめてそれを発信しなさい」(内田樹『呪いの時代』新潮社 2011)。「どうしてもこれだけはわかってほしい」ことを一所懸命説明すると、その説明は少したどたどしくなるものですが、思いは間違いなく伝わります[8]。

　患者さんは、医療者には異は唱えにくく、誤りを指摘してもくれません。そのため、私たちはいつの間にか敬意・謙虚さを見失ってしまいます。仕事に慣れれば慣れるほど、相手の人と親しくなればなるほど、敬意をもって接するように心がけます。職員どうしの関係でも同じです。

ミニ知識　安心できるように言葉を贈る

　医療者が言い方を工夫するだけで、患者さんは安心できます。医療者が言葉を節約してしまうと、患者さんは安心できません。「言葉を送る」のではなく「言葉を贈る」ことがコミュニケーションです。医療者が「これだけは話さなくては」と思うことを一所懸命に話すだけでは、ただ言葉をダイレクトメールのように送っているにすぎません。「言葉を贈る」と考えれば、「どうしたらうまく言葉が届くかな?」「言葉はちゃんと届いてくれたかな?」「言葉に満足してくれたかな?」と気にせずにはいられなくなります。

言い方を工夫する

「薬を全部のんでみてください」

→「この薬をのんで暫く様子をご覧になってください。それでよくならなければそこでもう一度考えさせてください。別のお薬の候補もいくつもありますから・・・」

「今日は検査をします」

→「○○が心配なので、△△の検査をさせてください」

「肺炎になっているかどうかを確かめたいので、レントゲンを撮らせてください」

「・・・してください」

→「してみてはどうでしょう」「してみませんか」

「○日後に来てください、良くなっていなかったら検査をします」

→「これでよくならなければもう一度拝見させてください。その時は検査をさせていただくかも知れません。○日後のご都合はいかがですか」

患者さんの都合を聞くことは大事です（医療者の都合は 2 番目です）。

「熱の原因なんか、まだわかりませんよ」

→「○○○や△△△など、いくつかの病気が考えられるのですが、まだそのどれだと言えるだけの症状が出ていません。あと 1 日待って、症状の変化を見るほうが、無駄な治療や、やり過ぎの治療をしなくて済みますので、ここはちょっと我慢して待ってみませんか。今の状態なら、この 1 日のために手遅れになる可能性はとても少ないと思います」

「検査値は正常です」

→「○○という病気を心配して、×× という検査をしましたが、このように数字は正常範囲の中にあって・・・」

「がんの心配があります」

→「医者は、どうしてもどこかで『がんは大丈夫かな』とは思ってしまうのですが・・・」

「医者はどうしても最悪の場合のことも考えますので、こういう言い方になってしまうのですが、その可能性はごくわずかですから、・・・・」

「一生治らない」

→「ずっと付き合っていく症状ですが、うまく折り合いをつけていきましょう」

ねぎらう言葉を添える

「随分よくなりましたね。頑張られたのですね」「お家の皆さんも安心された
　でしょう」

「赤ちゃんの肌がきれいですね。とても良いスキンケアをしておられるので
　すね」

丁寧に説明する

「おなかが柔らかいから大丈夫です」

→「こうしておなかを触ると、手術を必要とするような事態が起きていると
　　きにはおなかの方から押し返してくる力を手に感じるのですが、それを
　　全然感じないので手術を必要とするような重い病気は今のところ心配し
　　なくて良いと思います」

「レントゲンのこの白いところが異常」

→「レントゲンで、空気は黒く映ります。この下の方の黒いのは、胃の中の
　　空気です。肺は空気の袋なので黒く映るはずなのですが、このあたりが
　　白くなっているのは空気が入っていないということなので、そこに何ら
　　かの異常があると考えています」

「H、ちょっと高いですね」、「H がついているけど問題ありません」

→「正常値よりは少し高いのですが、ちょっとした病気でこれくらいになる
　　ことは珍しくありません。服薬が必要になることはこの 5 倍くらいから、
　　入院をお勧めするのはこの 10 倍くらいですから、まだ治療は必要ない
　　と思いますが、経過は見させてください。生活としては・・・」

「何か変わったことがあったらすぐ受診してください」

→「自宅での日常生活は、ふだん通りで良いと思います。もし、頭痛がひど
　　くなったり、吐き気が出てきたり、目の見え方がおかしいと感じたり、
　　それ以外でもなにか心配なことが出てきたら、いつでも受診ください」

判断の根拠を、結論 - 理由の順で説明する

〈結論〉

「異常が見つかりませんでした」「○○という病気が疑われます」「結論から
　言えば手術をおすすめします」

〈理由〉

「・・・・のような病気を考えて、・・・・の検査をしましたが数字はこのよ
　うに正常範囲の中にあって、異常が見つかりませんでした」

「どうして手術をおすすめするかについてお話しします。とてもうまくいく場合には・・・のようになる、逆にとても好ましくない場合には・・・のようになると考えています。そのようなことが起きた場合には・・・・という対策を考えています」

〈まとめ〉

「結論として異常はありませんでした」「手術が最善の治療と思います」とあらためてお話しします。そして「ご質問をお聞かせください」「ご希望があると思いますので、お聞かせください」

患者さんを責める言葉はなるべく言わない

「どうしてもっと早く来なかったんですか」

→随分我慢しておられたんですね。お仕事が大変だったのですか。病院って、誰でも苦手ですものね。

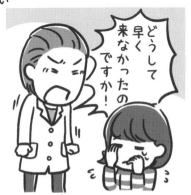

肯定的な言い方で

「こんなことで、夜に来たりしないでください」

→早めに病院にいらしたので心配の種を早くなくすことができましたね。でも、この症状なら、次回からは昼間でも大丈夫だと思います。昼間の方が、できる検査が多いので、検査で同じ痛い思いをするのなら、昼の方がお得だと思います。

（関西人である私はしばしば「お得です」という言葉を用いています。「あなたの利益のため」と言われると、相手の人はなかなか反論できないものです。）

「この症状では、もう当院に来ないで、近くの診療所に移ってください」

→随分症状が良くなりましたね。ここまで来たら、これまでずっと診て下さっていたお近くの△△先生の方が、良い診察をしてくださると思います。病院では、どうしても医者が日によって変わってしまいますし、自分の専門のことばかり見てしまって、患者さんの全体のことに目が届かないことがあります。△△先生のことは、私たちもとても信頼していますから。

「あなたは何がしたいの？」

　　→「おっしゃっていることを少し整理してみましょうか」

「うちの科ではないので○○科の病気じゃないですか」

　　→「他の科の先生の意見もいちど聞いてみましょう」

　　「専門家の目で見てもらっておくと、もっと安心できますね」

「入院の必要なんかありません」「ほかにもっと具合の悪い人がいるのですから」

　　→「今のところ、・・・・の状態から、すぐに入院するほど具合が悪くはな
　　　いと思います。もう少し外来で様子を見ることができると思いますし、
　　　患者さんもその方が落ち着いて静養できると思います」

（入院したくないという人に）「入院しましょう」「死んでも知りませんよ」

　　→「この状態で、外来で様子をみていると、○○という点で心配ですね。そ
　　　れに外来の治療では治るのに時間がかかりそうです。残念ですけれど、
　　　ご入院のほうが良いと思うのですが」

　　「入院させてやる」というような態度が好ましくないことは言うまでもあ
りません。

慎重に言葉を使う

　「お気の毒ですが・・・」「残念ですが・・・」「いいにくいお話ですが・・・」
というような言葉を、慎重に使うべき場合があります。

　　　新生児がダウン症であることを説明するときに「残念ながら・・・」で始める
　　べきではないとアメリカの医師が提言しています（二階堂祐子「出生前診断およ
　　び出生後告知の現状と医療者への助言」玉井真理子編『出生前診断とわたしたち』
　　生活書院 2014）。
　　　「慰める」言葉が人を傷つけることがあります。白血病の子どもの母親は「診
　　断がついたとたん、部屋に入ってくる看護師さんの誰もがそれまでとは違って『や
　　さしく』接してくれて、それがいちばんつらかった」そうです。

医療者間で説明が異ならないように

　担当医が変わるたびに説明が変わることがあります。患者さんはそれまでの
説明で、自分なりに納得できる思考を組み立てていますので、医療者から見れ
ば些細な違いでも、わけがわからなくなります。医療者どうしの連携が大切で
す。

周囲に配慮する

一人の患者さんだけを見て話していると、思いがけず回りの他の患者さんを傷つけてしまうことがあります。

・病状について、「早い治りですね、こんな早いのは日頃の行いが良いからでしょうね」と言ったら、経過が長引いている人はいやな思いがします。

・家族歴などプライバシーに関わることについて、他の人のいるところでは話さないようにします。

・ある患者さんの私物などを誉めることで、周囲の人がいやな思いをすることは少なくありません。家庭のことや家族のことなどでも同様です。「素敵ですね」ならともかく、「まあ・・・（ブランド名）、私も欲しかったんです」「お子さん○○大に通ったんですって、すごいですね」などは不適切です。

・患者さんが退院される時、周りの患者さんたちの思いは複雑です。この場合「良かった、良かった」と騒ぎ過ぎるのはよくありません。周りの患者さんに声をかけるなど配慮します。

・外来で診察中にある患者さん（特に付き合いの長い馴染の患者さん）との談笑が続き時間がかかる場合、外にいる人にはその声が聞こえてしまい、不快に感じる人もいるかもしれません。

どんなに工夫しても

　医療者（とりわけ医者）の言葉はどのようなものでも、患者さんの心に重くのしかかり、心の中を占めてしまいます。そして、そこからさまざまな思いが渦巻きます。医療者に「重い病名」をあっさりと言われて、病院の玄関を出てから街を何時間か彷徨った人、どうして家に帰ったか記憶が全く無い人、家に帰って呆然として周りが薄暗くなったことに気付かなかった人などの姿は、医療者の目に入りません。工夫すれば解決するというものではありませんが、医療者が自分の言葉の「怖さ」を自覚しておくことは大事です。

　医学的な言葉・判断をきちんと説明することを通して「患者さんのことを心配している」という思いが伝われば、患者さんの気持ちはずいぶん落ち着きますし、医療者の言葉も受け入れやすくなります。

1)「わかる、というのは秩序を生む心の働きです。秩序が生まれると、心はわかった、と

いう信号をだしてくれます。つまり、わかったという感情です。その信号が出ると、心に快感、落ち着きがうまれます。・・・知識の網の目があると、その網の目を通してものごとは整理されます。わからないことがあると、この網の目に引っ掛かってしまうのです。心がこれ何？と信号を発します。わからん！と声を上げるのです。疑問として立ち上がります。そしてこの疑問が解決すると、知識の網の目がひとつ増えます。網の目は一段と細かくなります。網の目が作り上げられていないところは、ひっかけようもありません。そもそも網が準備されていないのです」山鳥重『「わかる」とはどういうことか』ちくま新書 2002

2)「言葉を無神経に使い始めると、そこからコミュニケーション・センスが一つ一つ欠けていく」福田健『コミュニケーション・センス』文香社 2001

3)「他者の立場になれるということ、これをおいて道徳の基本はないとおもう」鷲田清一『噛みきれない想い』角川学芸出版 2009

4)「コミュニケーション能力をたかめる一番簡単な方法は、相手の立場に立つこと・自分だったらどういうふうに表現されたら頑張れるか・・・というように考えるとうまくいく。論理的思考と洞察力はあるほうがよい」平尾誠二・金井壽宏『型破りのコーチング』PHP 2010

5)「教師という役割には、その前提を不問に付すような圧力が働く。教師という役割は、自らの既成の価値体系を絶対視しやすく、悪を教えられる側に位置づけようとする。そうした傾向に染まる教師は、子どもとのディスコミュニケーションを反省の契機とすることなど思いもつかない・・・。ベイトソンによれば、前提がまちがっていることもありうるのだという観念を欠いた人間は、ノウハウしか学ぶことができない」桐田克利『苦悩の社会学』世界思想社 1993

6)「他者への興味は愛に根ざし、愛が湧かない対象には興味も生まれない」廣瀬伸一「詮索のすすめ」チャイルドヘルス Vol.19（9）2016.9

7)「相手から情報を獲得するためにではなく、相手を論破するためにでもない、ただ相手に言葉の贈り物をする。相手はそれを喜んで受け取って反対給付であるお返しをする。・・・対話はこれで十分なのである」内田樹／平川克美『東京ファイティングキッズ』柏書房 2004

8)「誰かに本気で興味を持ったら、人は自動的にコミュニケーション能力がアップする。それがどんなにたどたどしい言葉でも、思いは確実に伝わる」雨宮処凛『仔猫の肉球』小学館 2015

2 患者さんは嵐の中にいます

患者さんは、病院という異質な世界に「落ち込んで」います。
嵐の中で医療者の言葉は、耳に入りません。

病院という異質な世界に落ち込む

　体調を悪くして病院に来る人は、病院の白く高い建物を見るだけで心が萎みます。病院は白衣を着た人たちが「支配」する世界です[1]。患者さんは、ウサギ穴に落ちて不思議の国に紛れ込んでしまったアリスのようです。「これから自分はどうなるのだろう」という不安に包まれますが、そのことをゆっくり考える間もなく医療者や他の患者さんとのお付き合いが始まります。それは、誰からも悪く思われることのないように「細心の注意を払わなければならない」お付き合いです。「お願いします」「ありがとうございます」「すみません」という言葉はこの世界で自分の身を守るために欠かせません。さまざまな「きまり」が迫ってきます。自分は完全に〈受け身〉の存在です。このような日がいつかは来るとわかっていたつもりですが、それでもそれはもう少しは先だと思っていたのに、来てしまいました。

　病むという新たな事態のもとで、**周囲の世界はこれまでとは違ったよそよそしいものに見えだします**[2]。まさに〈危機的事態〉です。

- これまで通りの生活は、とにもかくにも中断です。〈死の影〉が迫り、これからの生活・これからの人生について先の見えない不安に包まれます。これまでの生活はこのまま途絶えてしまうのかもしれませんし、この後はずっと悪いことが続くのかもしれません。もうこれまでの周りの人とのお付き合いは戻らないかもしれません。もとの暮らしに戻れたとしても、もとの生活・もとどおりの人間関係がそのまま続く保障はありません。それに、そのような人たちやこれまでの生活への関心が急速に薄れてしまいます。
- 自分の身に起きるすべての出来事、すべての身体的徴候、見るもの聞くものすべてが、不安の源になります。すべてのことが病気と関連したも

のではないか、それも悪い徴候ではないかと思ってしまいます。

・時間の感覚も言葉の意味も違ってきます。過去ははるか彼方に遠ざかり、未来は靄の中で全く見通せなくなってしまいます。言葉自体がよそよそしいものとなり、その意味も不確かになってしまいます。他人の表情も街の物音も、意味をもつものすべての意味が変わってしまいます。

・自分の身体がわざわいの源にしか見えなくなり、無力感に包まれます。自分は全能でもなく、不滅でもないことを、あらためて思い知らされます。

・よく理解できない医学の怖い言葉に囲まれることで不安が増します。

・「まともな」思考はできなくなり、心の中では嵐が吹きすさびます。自分がどう行動して良いかわからなくなり、しばしば衝動的な行動や「とんちんかん」な行動、自分でも身体に良いことを試みようとしてかえって医学的に「不適切な」行動をとってしまいます。

・入院すればベッドでの生活になります。自宅で畳の上で寝ている人ならば、それだけで入院生活は非日常の生活です。ベッドで寝ている人でも、玄関で靴を脱ぐ生活をしています。ベッドから一歩降りれば土足の生活

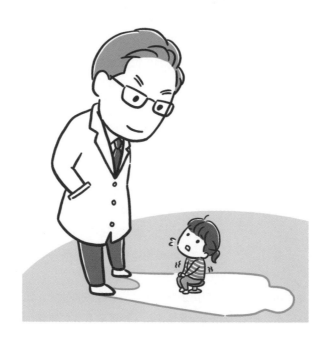

というのは、それだけで非日常です。「日本人は靴を脱いだところでくつろぐ」(和辻哲郎『風土』岩波文庫 1979) のですから、入院中ずっと患者さんは緊張し続けることになります。

　病むことによる肉体的苦痛に加えて、**不安、心細さ、そして悔しさが患者さんの心をいっぱいにします。**

病気の人は孤独

　この事態を、誰かに代わってもらうことはできません。自分のことは誰もわかってくれないことを思い知らされます。誰かに話せば話すほど、「わかってもらえない」という思いを強くします。どうせわかってもらえないからと、端から自分の思いを心のうちに秘めてしまう人もいます。そもそも、自分の思いをうまく言葉にすることができません。

　不安を自分一人で引き受けなければならないのですから、病気の人は「わがまま」で「怒りっぽく」、「自己中心的」で「依存的」になります。誰かを攻撃したり、落ち込んだり、人が変わってしまいます。孤独は、怒りを増します。自分でこの反応を制御することは困難です。制御できていないことには自分でもある程度気付いているので、そのことを他人から指摘されると反発してしまいます。

　小児科で診察室に入ってくる子どもはしばしば泣きながら入ってきますが、大人も同じような気持ちなのに、泣くこともできません。泣きたい気持ちを「怒り」に乗せるしかない人もいます。

　病院内では怒鳴っている人がいっぱいいます。病気になると人は怒りっぽくなります[3]。病気になることで人は不安になりますが、「不安は、不満や不快より深い。だから、表面にあらわれてくるのは不満である」と言われます。「つらさ」も「さみしさ」も「心細さ」も「孤独」も、とりあえずは怒りで補償されるしかないのかもしれません。怒りは助けてくれる人を求める悲鳴でもあるので、身近にいる人が格好の標的となります。主にそれは配偶者や子どもといった血縁者、そして看護師です。医療者からみれば「厄介な患者」ですが、誰もが病むことの「混沌」を制御できるわけではありません[4][5]。

　不安のごく一部しか不満の言葉になっていないので、言葉として表された不満に応えられるだけでは不安は和らがず、患者さんはもっと不満を言い続けることになりま

133

す。不満や不快の奥の不安に応えなければ不満は続き、医療者には「文句ばかり言う人」という評価だけが残ります。高齢者の場合、認知症・加齢や高次脳機能障害に伴う「脱抑制」（人格情動障害）ゆえに怒鳴っていることもあります。

病気になった人は悔しい

　患者さんは「**箸が転がっても悔しい**」状態です。八つ当たりするしかないほど悔しいのです。見るもの聞くものすべてにイライラしてしまいます。何を見ても否定的にしか見えなくなり、腹が立ちます。自分に収拾がつかなくなります。もうまわりの誰かにヤツアタリせずには生きていられません。それは、医療者の「うまい対応」でなんとかなるというレベルの事態ではありません。ヤツアタリですから、たいていの言葉は理不尽です。「無理無体なことを言っている」ことは、多くの場合自分でもわかっています。

〈不安〉〈悔しさ〉の蒸気が立ち込めている

　そのようなところでは、医療者のちょっとした言葉や態度で「爆発」が起きます。医療者は「どうしてこんな些細なことで？」と思いますが、ガソリンスタンドにマッチの燃えカスを投げ込んでいるようなもので、「些細な」ものからでも大爆発が起きうるのです。

患者さんはいっぱい我慢している

　患者さんは、「もっと私のことを見て」「病人としてだけ見ないで」「私を見捨てないで」「いらいらに付き合って」「私を大事に扱って」と言いたいのを我慢しています。

　医療者に歩み寄って、医療者に合わせています。患者さんはいつも医療者に歩み寄って、医療者に話を合わせ、言葉を呑みこみ、医療者に悪く思われたくないと身を低くしています。でも、そのことに医療者は気付いてくれません。我慢していることがどうしてもわかってもらえないと、「堪忍袋の緒が切れて」となってしまうかもしれません。

自分の希望には応えてほしい

　つらい状況を生きているのだから、自分の希望には応えてほしい。「してほしいと言うことはしてほしいし、いやだと言うことはしないでほしい」、つかず離れず付き合ってほしい（「良い加減」です）と思います。もちろん、そんなにうまくはいくはずがありませんから、患者さんはいつも「満たされない」思いに包まれています。

「わがまま」になってあたりまえ

　人は病んだ時には自分のことしか考えていませんし、すべてのことは「自分のために」整えてほしいと考える「わがままな」存在です。それは病気の軽重とは関係がありません。
　「甘えること」「わがままであること」（甘えとわがままは違うものです）は〈患者の権利〉です（この「権利」は「義務を伴う」ものではありません）が、医療者はなかなかそのことを認めてくれません。
　「クレーマー」と言われる人は目立ちますが、実際には「ひかえめ」で「聞き分けが良く」「誰とも穏やかに付き合い」「いつもお礼を言っている」患者さんのほうがずっと多いのです。でも、どの患者さんの心の奥にも、このような感情が多少なりとも動いています。医療者にとっての「良い患者さん」は、そうでない人よりももっとつらい思いをしているはずです。「良い患者」であることを医療者が患者さんに求めることは、患者さんのつらい思いに重い蓋をしてしまうことです。

　患者さんの言動は、どのように不合理なものであっても、医療者に「敵対」するものであっても、その根底には**病むことへの不安や恐れ**が渦巻いています。そう考えて患者さんを見つめてみると、今その人が生きている世界の見え方が違ってきます。ただし、そのことは、どんなことを言われても、どんな仕打ちを受けても医療者は我慢して耐えるべきだ、ということでは全くありません。毅然と対処しなければならないときに、躊躇すべきではありません。

1）「廊下を通る看護婦や医師の白衣がぼくらの心を委縮させる。彼らは健康で、ぼくらの

135

脅える病気の世界で研究したり、仕事したりしている。連中もまたガンにかかりもしよ
うが、そのときはどんなだろう、とても同じ人間とは思えない。名前を呼ばれて（それ
も記号のように聞こえる）診察室に入る。外の世界での自分は失われ、『患者』として、
モノとして権威者の前に立つ」仲村祥一『日常経験の社会学』社会思想社 1981

2）重い病の診断がついたときの病者の心の動きについて書かれたものは多い。例えば、
　島崎敏樹『心で見る世界』岩波新書 1960
　神谷美恵子『生きがいについて』（五　生きがいをうばい去るもの）みすず書房 1966
　ヴァン・デン・ベルク『病床の心理学』早坂泰次郎・上野矗訳、現代社 1975
　E.J. キャッセル『癒し人のわざ』大橋秀夫他訳、新曜社 1981
　得永幸子『病の存在論』地涌社 1984
　クレール・マラン『私の外で』鈴木智之訳、ゆみる出版 2015
　国が違っても、昔も今も、書かれている内容は変わっていない。
　岸本寛史は病者のいる世界を「異界」と表現している。『癌と心理療法』誠信書房 1999

3）「何かのことで生きがいをみうしなうような状況にあるひとは、大ていの場合、孤独の
　中で『自己そのもの』と相対することを余儀なくされると思われる。しかもその自己とは、
　生存目標をうしない、統一原理をうしなった存在であったから、これほど無力でみじめ
　なものはない。ただ、おどおどして不安にみち、いたずらに過去をかえりみて悔いや怨
　恨の思いにうもれている。こういう状況では、心に奥深くひそんでいた破壊的なもの、
　原始的なものも、ほしいままに浮かび上がって来て、ひとを自暴自棄に追いやる」神谷
　美恵子『生きがいについて』みすず書房 1966

4）「いま身にふりかかっていることがうまく捉えられないから、ことがらを心の内にうま
　くマッピングできない。だから、相手との距離を測ることもできない。そこにマナーを
　求めるのは酷というものである」鷲田清一『「自由」のすきま』角川学芸出版 2014

5）「病気になると不安になり、不安によって支配感を失い、それが恐怖、怒り、無力感、
　無能感につながる。・・・・支配感の喪失が患者の非人格化という結果を生み、患者は
　無力的な振る舞い（「良い患者」の役割）か、怒りの行動（「悪い患者」の役割）によって、
　非人格化に反応する・・・」P.G. ノートハウス『ヘルス・コミュニケーション』萩原明
　人訳、九州大学出版会 1998

病気の人は悔しい

　病気になると、人はどうしてこんなことになったのかと思います。病むこ
とは、不条理以外のなにものでもありません。世界の不幸を一身に背負った

気がします。不安と悔しい思いが溢れて、人柄は変わってしまいます。

・病気になることは人生の挫折です。どんな病気であっても、人生設計を大なり小なり書き直さなければならないのですから、〈挫折〉です。挫折が、悔しくないはずがありません。

・永遠に生きるとは思っていませんが、100歳を越えても元気な人がいるのですから、「早すぎる」と思います。

・きれいに飾り立てた病院を見ると「自分がこんなに具合悪いのにチャラチャラして」と思いますが、殺風景な病院を見ると「もう少し温もりのある内装にできないのか」と思います。

・じっと見つめられると睨まれたと思いますし、ハキハキ話されると「つけんどんにされた」と感じます。

・病院の廊下を足早に歩く白衣の人間をみると「元気な人に病人の気持ちはわからないだろうな」と思います。

・職員がニコッとすると「人が具合悪いのにニヤニヤするな」と思いますし、笑顔がなければ「具合が悪いのだから、愛想良くしろ」と思います。

・公園で遊んでいる親子を見ると、幸せそうなその姿に腹が立ちます。元気そうに道を歩いている人を見るだけで、腹が立ちます。自分だって昨日まではそうだったことなど、思い出せないほど過去のことになっています。幸せそうな人たちも、それぞれの悩みを抱えているかもしれないなどと思いを巡らせる余裕はありません。

・去年はできたことが、昨日までできたことが、今はできなくなっています。できている人、元気そうな人を見ると、悔しさが増します。

・自分はこの地球上でもっとも重要な人物MVPなのに、たくさんの患者のone of themとしてしか扱ってもらえません。

・自分の人生が、自分では決められなくなってしまいました。自分の身体に何が起きているのか自分にはわからないのに、目の前の白衣の人にはわかっているようなのです。

・医療者に「頼りたい」「すがりつきたい」「助けてほしい」のはもちろんだけれど、そう感じてしまうことに苛立ちます。

・いろいろな人に頭を下げてお願いしなければなりません。自分よりずっと年下の人に頭を下げなければなりません。人手を借りなければならないことは不本意なことです。

・「私にかまって、かまって」と思いますが、でも「かまいすぎ」られると、息が詰まります。だいたい、かまってほしい時には声をかけてもらえず、そっとしておいてほしい時に限って声をかけられるような気がします（ちょうどフィットしたときの記憶はあまり残りません）。

・医療者の説明はいつも上から目線で不愉快です。それなのに、つい「お礼」の言葉が口をついて出てしまいます。

・医療者に質問しても、返ってくる言葉にかえって不安が増したりします。

・知らない人の前で裸になったり、口を大きくあけたり、たくさんの医療者に「観察」されたり、そんなことに耐えなければなりません。

・身内も自分のことをわかってくれません（他人だということを思い知らされます）。

・こんなに我慢しているのに、〈良い患者〉と思われようと努力しているのに、そのことをわかってもらえません[1][2]。

・「病気をして良い経験になった」「人生を考えなおすことができた」「良い医療者に会えて良かった」などと、自分に思い込まさなければなりません（合理化）。

1)「患者はこのようなレイベリング（「よい患者」と「難しい患者」の分類）に対して常に受け身であるというわけではない。擬装と黙従の姿勢である」田口宏昭『病気と医療の社会学』世界思想社 2001

2)「人があるカテゴリーを自分のアイデンティティとして引き受けることによって、そのアイデンティティを裏切ることがないように、当該カテゴリーに期待される行為の可能性を実行する」山田富秋『日常性批判』せりか書房 2000（「役割行動」と言われます）

3 患者さんは医療者の話を聴ける態勢にありません

嵐の中にいる患者さんには、医療者の言葉が耳にはいりません。
患者さんは、自分に都合良いように話を聞きます。

医学的な言葉をわかりやすくかみ砕いて説明しさえすれば、医療者の言葉は通じるというものではありません。患者さんは、医療者の話が耳に入らないような精神状態にあるのです。

そもそも体調が悪い

「体のどこかが痛い」「全身がだるい」「熱が続いている」「身体が動かない」。悪いと言われた部位が「むずむず」するような気がする。それだけで話を聞くことに集中できません。

不安がいっぱい

〈病む〉という非常事態にあって、患者さんの心の中は大混乱に陥り、どう収拾して良いかの糸口も見えません。心が混乱しているときに、人の話を整理して聞くことはできません。

怖い話は聞きたくない

自分の心や身体の不調（最悪の場合は生命に関わる）についての話を聞くのですから、怖さでいっぱいです。人は、不安な話には耳を塞ぎたくなります。しばしば聞かなかったことにしてしまいます。そのような人に、医師が「悪い情報」を伝える時間は拷問のような時間であり、患者さんは少しでも早く終わってほしいと思います。患者さんが「わかりました」を連発するとき、それは医師の説明から逃げ出したい思いからのこともあるのです。自分についての怖い話を過不足なく的確に聴くことはできません。

いろいろな思いが行き交う

　病気の説明を聞いて「大変なことになった」と思うと、いろいろな思いが湧きだしてきます。

　「この先、どのようなことになるのだろう」「検査が痛いといやだな」「怖い病気なのだろうか」「費用はいくらくらいかかるのかな」「これからの人生はどうなるのかな」「今日、これからの予定はどうしよう」「もう好きなものが食べられないのかな」「早く良くなるために自分なりに何かできないかな（〇〇療法をやってみよう）」「あんな生活をしてきたことが良くなかったかな」・・・。そうした思いについて、いろいろ思案しだした人はそのことに心が奪われ、医療者の言葉を途切れ途切れにしか聞いていません。

言葉に引っかかる

　なにかある言葉に引っかかると、そこから先はその言葉をめぐる思いが頭の中を渦巻き、医療者の言葉は聞こえなくなります。

　「〇〇という言葉を聞いて頭が真っ白になった」という人はいっぱいいます。〇〇は悪性の病気や重い病名、「仕事ができなくなる」「障害が残る」など人生に影響を及ぼす事態などのことが多いのですが、患者さんの事情によっては医学的には些細なことでも起きます。声楽家にとっては「のどを2、3日休ませる」ことだけでも大事件です。Bad News＝「死の病い」と思うのは医療者の陥りやすい勘違いです。なにがBadかを決めることができるのは患者さんだけです。

　医者の言葉は、些細なものでもズシンと響きます。医者が首をかしげるだけで、不安がふつふつと湧き起こります。事前に質問したいことをメモしていても、その質問に答える医師の言葉を聞いて、そこから真っ白になりがちです。医師の言葉から新たな質問が浮かんできますから、「尋ねそこねた」という思いは消えません。

疑心暗鬼になる

　「医療者はほんとうのことを言っているのだろうか」「この人は信頼できるのだろうか」と疑わずにはいられませんから、言葉は疑われながら聞かれます。世の中には信頼できない医療者がいるということは、マスコミ報道や知り合いの話を通してよく知っています。

　患者さんの心はいつも「（自分の受けている診療は）これで（このままで）良いのだろうか」と揺れ動き続けます。

自分が話すときも医療者の言葉は耳に入らない

　医療者の説明について質問しようと思う時、医療者の勧める検査や治療を断ろうと思う時、反論しようと思う時など、患者さんは「こんなことを言っても良いのだろうか」「悪く思われないだろうか」「見放されないだろうか」「どのように言えば良いだろうか」と思い悩み、言葉を選びながら、意を決して口を開きます。思い悩み、言葉を探し、緊張してタイミングを見計らっている間、そのことで頭がいっぱいになっているので、医療者の言葉は耳に入ってきません。言い終えたら「やっと言った」という思いのために、その後の医者の言葉がぜんぜん耳に入らなかったという人がいました。

医療者の言葉を手持ちの知識で推論して理解する

　医療者の言葉には難しいものが多いのですが、それでも知っている言葉は患者さんの耳に入ってきます。その言葉は、これまでの知識を踏まえて、自分なりに解釈して受けとめます。言葉を、自分の〈思い〉〈願い〉に合うように都合よく解釈します。人は、もともと自分の持っているバイアス（思考のくせ）なしに話を聞くことはできませんし、聞いた話をもともと自分の持っているスキーマ（図式＝理解する時の土台となる知識の枠組み）に従って受け止めていきます。

　人は、新しい言葉を耳にすると、それまでに自分がすでに持っている情報を頼りに、その情報と関連付けて自分なりにわかろうとします。関連付けるのは「推論」ですから、理解は聞き手の推論能力に大きく依存しています。

医学の場合には話す人と知識が共有されていないのですから、推論は難しく、新しい言葉の理解は多少なりとも「的はずれ」になります。（参考：小山哲春『認知語用論』くろしお出版 2016）

　　「先生の言葉は、このような意味に理解しておいて良いでしょうか」と医師に尋ねることのできる人は多くはありません。

患者さんはきっと「わかっていない」

　医療者の説明を聞いた患者さんは「わかりました」と言います。その言葉を聞いた医療者は自分の説明が医学的に理解されたと思いがちですが、医療者が長い時間をかけて学んできている膨大な医学知識が短時間でそんなに簡単にシロウトの人にわかるはずがありません。

　そもそも説明してくれている医療者に「話が難しくてわかりません」なんてなかなか言えません。

　患者さんは「目の前の医療者に自分の人生を賭けてみよう」と決意し、「わかりました」という言葉で「よくわからないけど、あなたに任せる」と言っているのです。

　同意を求められる文書などはほとんど読まずに（読んでも良くわからないし、具合が悪いのに異議など言っていられない）、サインをしています。

　患者さんの「わかりました」は「**絶対に最善の医療をしてくださいね!!**」という念押しの言葉でもあります。患者さんの「わかりました」は、医療者が考えるよりもずっと深いところから言われているのです。

　ただし、医療者が難しい話を延々と続けることにしびれを切らして、「早く止めてくれ」という意味で「わかりました」を繰り返す場合もあります。

　医療者の説明を聞いて「わかった」と言ったのに、その患者さんが医療者の言ったとおりにしないことは珍しいことではありません。「『わかりました』と言ったのに、どうして守れないのかなあ。そんなことでは、もう私は面倒見切れないですよ」などと患者さんを責めたら、「あなたに自分の人生を託してみよう」と心を決めた患者さんは、がっかりしてしまいます。

うなずきながら話を聞いていても

　相手の人が頷いて話を聞いていても、こちらの話がわかっているとは限りません。

　うなずきには、「話を聞いていますよ」「もっと話してください（促し）」「言っていることの意味はわかりますよ」「言っていることに同意・賛同します」などのいろいろな意味合いがあります。ここでの意味の取り違えから、お互いの思いがずれてしまうことがあります。

人は聞きたいようにしか話を聞かない

　人は自分が聞きたいことしか耳に入れない（話を自分に都合よく聞いてしまう）ものです。誰でも、自分に都合の良い話を聞きたいのです。自分の状況が「わからない」という状態は不安ですから、患者さんはなんとか**自分なりにわかる「説明＝物語」を作り上げて納得しよう**と急ぎます[1]。自分が少しでも落ち着ける話を「見つける」ことが最優先されるため、医療者の説

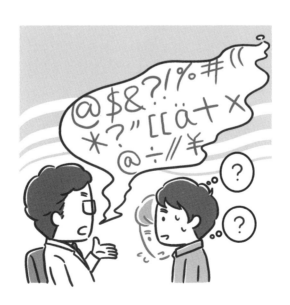

明を正確に理解することはしばしば犠牲にされます。

・医療者の話は、自分が納得できる・自分が受け容れやすい・自分に都合の良い「説明＝物語」に構成し直しながら取り込まれていきます。

・そのために、自分に都合の良い言葉、自分が聞きたい言葉だけが耳に止まります。「自分はがんではないか」と疑っている人は「可能性は 5% くらいでしょう」と言われても「やっぱりがんだ」と思います。インターネットやテレビの健康番組、友人・知人の話から、聞きたい言葉だけを拾い集めます。

・聞きたくない言葉は聞かないようにするか、軽く聞き流します。わかっていても「わかりたくない」ときもあります。

・医療者の話を聞いた後、患者さんはそこで受けた印象をもとに、医療者の話を反芻し、自分の〈構え〉を立て直そうとします。医療者の説明は、その後に患者さんの中で「熟成」していくのです。「面接とは面接時間以外の 23 時間（患者のなかで）はたらいているものである」（H.S. サリヴァン）。

こうして自分が作り上げた「説明＝物語」のお蔭でかろうじて患者さんは立っていられるのですが、定着した「説明＝物語」は医療者の説明とズレたものにならざるをえません。

・ズレていることが分かった医療者は「患者さんの勘違いを正そう」とします。けれども、患者さんの「説明＝物語」は、自分が耐えられるように、自分の中で湧き上がるさまざまな思いと折り合いをつけるという苦労を重ねてやっとたどりついたものですから、それを揺さぶられることは不快です。事細かく指摘されることには怒りさえ覚えます。

・患者さんの「理解していること」を聞いて、医療者は「自分はそんなふうに言っていないのに」と驚きます。「何度言ってもわからない」「こんなに丁寧に説明したのに」と患者さんのことを困った人だと思いがちです。でも、「困った人」ではなく「**困っている人**」だからこうなってしまうのです。

1）「わたしたちは自分が見たいもの、聴きたいこと、あるいは見るだろう、聴くだろうと期待するものを結局認識する」中西雅之『人間関係を学ぶための 11 章』くろしお出版2000

4 患者さんからの質問がコミュニケーションを深める

医療者の説明はプロローグ、質問からが付き合いの本番です。
質問にきちんと答えると、信頼が深まり、満足度が増します。

質問、待ってました

　医療者の説明を聞いた患者さんには、かならず疑問が浮かんできます。そして、医療者の雰囲気がよければ、質問をしてくれます。

・新しい言葉・新しい知識への理解は、疑問点について患者さんと医療者とが繰り返し確認しあうことによってしか深まりません。だから、質問が出ないような説明はそれだけで「まずい」のです。なにを質問して良いのかさえわかっていないか、病気のことが怖くて尋ねることもできないのか、医療者の雰囲気が悪くて聞けないかのどれかです（全部かもしれません）。
　医療者の言葉を正確に理解してはいないので、質問はしばしば「的外れ」なものとなりますが、軽くあしらわないようにします。
・質問してもらえるということは、一歩前に進む足がかりが生まれたということですから、「待ってました」です。
・患者さんの質問をはぐらかしたり、その場限りの答えをしたらもう信頼してもらえません。「患者満足度」は、たくさん話されることより、**質問にきちんと答えてくれた時**に向上します。

質問からが付き合いの本番

　医療者は自分の説明がオペラや劇の本舞台だと思い、質問はカーテンコールくらいにしか考えていません。でも、私たちの説明は患者さんの質問から始まるお付き合いという本舞台のための、オペラでいえば序曲、劇でいえばプロローグにすぎないのです。だから、「質問？　待ってました」です。序曲が名曲だと、舞台への期待感が増します。

質問の奥の心に応える

・患者さんの質問の奥には不安があります。それなのに「検査値は正常です」「心配のしすぎです」「みんな、このような経過をとるものです」「明日もう一回検査してみます」ばかりだとしたら、がっかりです。時には、不信感が生まれます。

・医療者は、医学的な正解を説明すれば、それで患者さんは安心するものだと考えてしまいがちです。もちろん、患者さんは、一つ一つの質問に医学的にきちんと答えてもらえなければ不満です。でも医学的な答えばかりに終始されては満足できません。

・もともと医療の言葉が難しいから質問しているのに、難しい言葉がいっぱい入った医学的な説明だけでは答えになっていません。不安は少ししか消えませんし、ときにはかえって大きくなります。正確な説明を受けても気持ちが和らがなければ、患者さんは「話をはぐらかされた」と感じてしまいます。

・医学的な言葉で次々と答が返されるのは、小学生がヒョロヒョロのボールを投げているのに、プロの野球選手が全部フルスイングで打ち返してしまうようなものです。「言葉がぜんぶ打ち返されてしまった」→「言葉の奥の不安が無視された」→「自分という人間が無視された」というような、当の医療者にしてみれば「心外な」思いに患者さんは包まれます。医療者はとてもよく説明したと思っているのに、患者さんは「ぜんぜん取り合ってもらえなかった」と感じてしまいます。

・質問に答えた後に、「ご心配ですね」のひと言が添えられれば距離は一気に縮まります。言葉の奥の不安を見通すことはできませんが、「不安があるだろうということはわかっていますよ」というメッセージがあるだけで、患者さんの心は和らぎます。患者さんは、自分がした質問への医学的な答えを聞きながら、**質問に答える医療者の姿勢**を見つめています。

繰り返される質問こそ大切に

　患者さんの質問は、何度も繰り返されることがあります。質問の中味が

次々変わっていくこともあります。同じ質問をいろいろな人にすることもあります。

　中には、「的外れ」の質問もありますし、「ぜんぜんわかっていない」と思わされることもあります。そのことを医療者は不快に感じがちですが、そこで諦めたらプロではありません。

　繰り返される質問の奥には、きっとその人の**抱えている問題が隠れています**。そのような質問を軽んじることは、あとで大きな行き違いのもとになります。繰り返して訴えたり質問したりしているとき、患者さんは医療者に気を遣い、力を振り絞って言葉を出しているのですから、何度でもていねいに答えます。患者さんの反応を見ながら、説明の仕方や言葉の選択を変えていくことが欠かせません。

　　短時間に同じ症状で来院する急患を絶対に軽視してはいけません。同じような訴えで受診を繰り返す人に出会ったら、かならずその訴えを丁寧にうけとめて、診断を見直さなくてはなりません。それと同じことなのです。

　患者さんは一回の答えでは納得できないこともあります。病状やその日の気分によって尋ねたいことは変わります。いろいろな人の答えを聞くことで、自分の「ほんとうの病状」を探っているかもしれません。いろいろな角度からの答えを聞いて、初めて自分のことが納得できることもあるでしょう。質問の奥にある思いに近づくチャンスなのですから、質問をくり返してくれることこそ歓迎すべきです。こんなに質問してもらえるということは、その場の（医療者の）**雰囲気が良いことのなによりの証**です。

時間がないと言わずに

　「疑問にもっと丁寧に答えてほしい」という患者さんからの投書に対して、「医者は忙しいので、説明に長い時間が取れない」と言う人がいました。

　でも、2分が10分に感じられる接し方があり、一方で30分話されても何も話してもらった気がしない接し方があります。医師が、2分間真剣に患者さんに向かい合ったら、むしろ患者さんは濃密過ぎてしんどくなることさえあるかもしれません。

　患者さんが求めるのは、長い時間をかけた説明よりも、**自分をきちんと見てほしい**ということだったと思います。

答えにくい質問には

　どう答えて良いかわからないときがありますが、知らないことは「知らない」、わからないことは「わからない」、できないことは「できない」と言えば良いのです。その上で、知らないときには「これから勉強してきます」と正直に答え、「わからない」と答えるときには「どこまではわかっていて、どういう理由でそのさきのことは現時点ではわかっていないのか」について説明します。「できない」ことについてはその理由を丁寧に説明するだけでなく「それはできないけれど、代わりに・・・・ならできる」「なんとか少しでもできるように、みんなで話し合ってみます」と提案します。無碍に却下しない医療者の誠実な姿に患者さんは嬉しくなります。

正直に答えられないことも

　質問に「嘘」の答えをしなければならない場合があります。「どんな状況下でも、どんな場合でも嘘をついてはいけない」という倫理学的な姿勢はありますが、医療の現場ではなんでも正直に言ってしまえば良いわけではありません。でも、「嘘をつくことが正しい対応だった」と思うのと、「やむをえず嘘をつかざるをえなかった」と思うのとでは、そのあとの姿勢は変わるはずです。

質問を促す

　患者さんはなかなか質問しにくいものですし、何を質問すれば良いのかわからないことも少なくありません。
　私は、「私自身、・・・・のあたりがうまく説明できていないと感じたのですが、いかがですか」「・・・・のあたりは、わかりにくいと感じられる方が多いのですが、いかがでしたか」などと誘い水を差しています。
　次のようなことを確認すると、患者さんは質問しやすくなります。

・お話をまとめてみますと・・・（相手の話に沿って）、このような理解で
　よろしいでしょうか。
・ほかに話しておきたいと思っておられることはありませんか。
・ほかにもなにかお困りのことがありますか。
・どんな病気だとお考えですか。
・病気について、インターネットなどでお調べになったことがありますか。
・どんなことがご心配ですか。
・ご希望の検査（治療）がありますか。
・生活面などでのご希望がありますか。
・説明で、難しかったところはありませんでしたか。
　このように促されることで、はじめて大切なことを話し出してくれること
もあります。
　こうした質問から、患者さんには「医療者が**自分の思いに気を配ってくれ
ている**」「**大切にしてくれている**」というメタ・メッセージが伝わります。

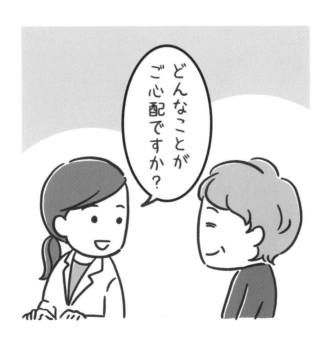

5 病気の人の気持ちがわからなくても良い

患者さんの気持ちはわからないけれど 1) 2) 3)

患者さんのことが理解できなくとも、医療はできます。

〈患者理解〉という言葉があります。患者さんも「自分の気持ちをわかってほしい」と言います。でも、患者さんの気持ちを他人がわかることは難しいことです。わからなくても医療はできます。

患者さんは孤独

人は、病むことによって孤独であることを思い知らされます。この人生は誰にも代わってもらえませんし、このつらさは誰にもわかってもらえない気がします。

「術後、音も光もない夜の病室で」と書いた人がいます。「入院中は、白い時間の中を過ごしていたというのがいちばんぴったりする」と言った人もいます。音も聞こえず、光も色も見えない時を過ごしていると感じる患者さんの〈思い〉は、私たちの想像を超えています。

〈思い〉は、聞こうと意気込むとかえって聞こえません。「患者さんを援助しなければ」と強迫的に思う必要はありませんし、「かならず援助できる」と思うのは傲慢さにつながります。「患者さんは孤独なのだ」ということがわかっていれば十分です。

「病む」というのは最も個人的な出来事

〈患者心理〉〈患者行動〉などについての知識があっても、一人一人は違うので当の患者さんにそのままあてはまるわけではありません。「重い病い」「病むことの不安」「老い」といったものを多くの医療者は未経験です。私たちが経験を積むことで患者さんのつらさがしだいにわかるようになることは確かですが、すっかり見えるようになるわけではありません。経験を重ねたた

めに、かえって見えなくなってしまう部分も増えていきます。何かが「見えた」「わかった」と感じた時には、「見えない」「わからない」部分も増えています。私たちには患者さんの気持ちは見えるはずがないという「謙虚さ」を持ち続けることのほうが大事です。

一人の人生は一冊の分厚い〈書物〉

一人の人生は（子どもであっても）一冊の分厚い〈書物〉であり、他人が読み通せるものではありません。宇宙の歴史からみれば砂粒よりも小さい人生ですが、その一人一人の人生が「はてしない物語」です。相当親しくなった場合でも、医療者が読めるのはその分厚い書物の 1 ページか 2 ページくらいでしかないでしょう。配偶者や親友でも、お互いに分厚い本の「はじめに」と「あとがき」を知っている程度ではないでしょうか。

日々の臨床では、その人の人生という分厚い本の目次をみる程度のことしか私たちはしていません。その本にはどのようなことが書かれているか、どのような想いで書かれてきたか、これから何が書かれようとしていたのかを知らないまま、その本を廃棄したり、置かれる書棚を決めてしまうような「恐ろしい」仕事を日常的にしているのが、私たち医療者です。

患者さんの思いは「隠れる」

患者さんの〈思い〉は、しばしば私たちの視線を避けて、身を隠そうとします。「自分のことを知ってほしい、わかってほしい」と患者さんは思いますが、「わかられるはずがない」「わかられることも悔しい」とも思います。自分の思いのすべてをあからさまに語りたくはありません。心に秘めておきたい思いがあります。

「『誰にも言ってないので共感されようがない』という状況に自分を持っていくと、『共感されたいけどしてもらえない』苦しみから距離を置けるのである」（津村記久子「日記のマナー」『考えるマナー』所収 中公文庫 2017）

言葉と思いはズレる（p.72～「患者さんの希望を尊重する」参照）

　患者さんは、自分の思いを整理して論理的に語れる状態にはありません。整理できても、話したくないこともあります。態度もしばしば思いとズレます。

〈患者理解〉ができなくとも

　患者さんが待っているのは、「理解」してくれる人ではなく、話を聴いてくれる人です[4]。気持ちがわからなくとも（わからないからこそ）患者さんの傍にとどまり続けてくれる医療者には、信頼がうまれます。「医療者がわかってくれた」という患者さんの言葉には、その医療者が**自分の方を向いて話を聴いてくれた**という意味合いの方が大きいと思います。

> 「『理解』はついに『信』に及ばない。『信』ぬきで理解しようとすると、かならず関係を損ない、相手を破壊する」（中井久夫『看護のための精神医学』医学書院 2004）

　患者さんの気持ちが「ありのままぜんぶわかる」ということはなくとも、患者さんの話を聴いていて「なにかがわかった気がする」ことはしばしばあります。患者さんのほうも、「わかってもらった気がする」ことがあります。それは何かが通じている大事な瞬間です。

　自分なりにわかった気がしたときには、「今、こんなふうに感じたのですが、違うでしょうか」と尋ねてみれば良いのです。その言葉に嫌な顔をされることもあれば、たった一言で涙が溢れることもあります。自分の思いを口に出したとき、相手の反応はしばしばこちらの予測とは多少なりとも違ったものとなります。そんなときには相手の反応を見て、それに応じて言葉や態度を少しずつ変えていきます。双方がその思いを自分の中で反芻していく時を共に過ごすことで、付き合いは深まります。

　患者さんの気持ちがぜんぜんわからないと感じたときには、じっとしていれば良いのです。

　病床にあった神谷美恵子さんは実習に来る看護学生に心の中で「もっと自信を持っていいのよ、あなたたちは患者のそばに存在するだけでも意味があるのだから」と声をかけていたと言います。（『ケアへのまなざし』みすず書房 2013）

コラム　「あなたにはわからない」という言葉

　患者さんに「あなたには私の（つらい）気持ちはわからないよ」と言われると、医療者はひるみます。

　でも、「わかる」人は「わかられる」人より上位の立場にあります。「わかる」ということは、相手の人の心の中に入り込むことですから、「わかる」ということにも、「わかろう」とのぞき込むことにも、「わかった」と意味付けすることにも、「暴力的」な要素が入り込みます。他人に「あなたのことがわかりたい」と迫られるのも「あなたのことがよくわかった」と言われるのもいやなものです[5]。

　「わかってくれない」と言っている人も、ほんとうに全部わかられてしまったらもっと耐えられないでしょう。「あなたには、わからない」と言うことで、かろうじて支えられる自分があると思います。だから、「あなたには私の気持ちはわからないよ」という言葉は、自分を支える言葉であって、関係を断ち切る言葉でも脅迫的な言葉でもないのです。

　「あなたには、わからない」という患者さんの言葉には、期待も込められています。「信頼したい」「「そばにいてほしい」「わからなくとも逃げないでいてほしい」[6]という思いが底に流れています。絶望的な思いで言う場合ですら、何らかの回路を探っているはずです。

1)「他者を『話し合えば理解できる存在』としてではなく、あくまでも『理解できない』存在として受け入れることは選択肢の一つとしてありうる。そして、そのような選択をした場合にも、他者と共に生きることは可能なのである」数土直紀『理解できない他者と理解されない自己』勁草書房 2001

2)「相手の身になって感じたり考えたりしてあげることが究極的には不可能であるという認識は、まさに、私が他者に向かって手を差し伸べることを止めないから、他者に向かって開かれていることを止めないからこそ、得られるのである」酒井直樹『死産される日本語・日本人』新曜社 1996

3)「他者の求めるものを理解しようとすることを半ば諦め、自分のできるすべてのことを他者に対して提供すること。こうすることで初めて他者に向き合うことができる」高田明典『現代思想のコミュニケーション的転回』筑摩書房 2011

4)「ことばが大きなミットで受け止められる、迎え入れられるという、あらかじめの確信がないところでは、人はことばを相手に預けない・・・。苦しみをわざわざ二重にすることはないからである」「言葉は、聴くひとの『祈り』そのものであるような耳を俟ってはじめて、ぽろりと零れ落ちるように生まれるのである。他者の現在を思いやること、それはわからないから思いやるんであって理解できるから思いやるのではない」鷲田清一『「聴く」ことの哲学』TBS ブリタニカ 1999

5)「じっさい、ひとには、それが自分にとって重大であればあるほど『わかられてたまるか』という想いがある」鷲田清一『噛みきれない想い』角川学芸出版 2009

6)「他者に『理解』されない場所を持つことによって、『私』は『私』でありはじめる。…『誰もわかってくれない』と嘆きのため息をつくとき、そこに『私』が―他者が『わからない』領域が―存在することを確認して、彼は安堵のため息をついてもいるのだ」「『他者はわからない』・・・のが当然だと考えるならば、私たちはずっと多くの場合『いっしょにいること』ができるように思う」奥村隆『他者といる技法　コミュニケーションの社会学』日本評論社 1998

7)「じぶんが言ったことが承知されるかされないかは別にして、それでもじぶんのことを分かろうと相手がじぶんに関心をもちつづけていてくれることを相手の言葉やふるまいのうちに確認できたとき、ひとは『わかってもらえた』と感じるのだろう」「じぶんがどんなことを言おうとも、そのままそれを受け入れてもらえるという確信、さらには語り出したことで発生してしまうかもしれないさまざまの問題にも最後までつきあってもらえるという確信がなければ、ひとは自分のもつれた想いについて語り出さないものだ。語るということは、・・・自らを無防備にする行為だからである。そんな危うい姿をひとの前に晒すことはない。だから、語りの手前で、言葉の宛て先として承認されることがなければ、語りは生まれない。だから、語りの手前で、急かすでもなくじっくり待つ、つまりは時を重ねるということがどうしても必要になってくる」鷲田清一・河合隼雄『臨床とことば』TBS ブリタニカ 2003

6 共感的態度が患者さんを支える

**患者さんの傍に居て、患者さんの話を聴き、患者さんのことを気にかけ
つづけることが、患者さんを支えます。**

患者と医療者の思いの間には深い淵がある

　患者さんに安心してもらおうと医者が説明します。「珍しい病気ではあり
ません。100 人に 1 人くらいのありふれた病気です。手術すればちゃんと
治ります。『痛みも軽かった』とみなさん言っていますよ」。

　でも、患者さんは「どうして、自分は残りの 99 人に入らなかったのだろう」
と思います。

　手術をしなければならないというだけで不安ですし、手術はいつだって嫌
なものです。

　どんなにうまくいっても傷痕は残るのですから「ちゃんと」元通りには
なるわけではありません（「体に傷がついてしまうんですよ！」）。もちろん、
手術には失敗もありえます。

　「手術で死んでしまうことはないの？」「取ってしまっても大丈夫なの？」「本
当に手術でなおるの？」「手術しないで治す方法はないの？」と思います。

　「やっぱり痛いんだ」と思いますし、「簡単な手術ですから」と言われれば
「軽く扱われるのではないか」と思います。

　医療者は最悪の地点から事態を見て、その距離を見ながら説明するので
「こんなに軽くてすんだのですよ」と言います。**患者さんは「無病息災」の
地点から**事態を見ていますから「たいへんなことだ」と思います。医療者の
言葉ではかえって慰められません。

　しかも、その目盛は同じではありません。

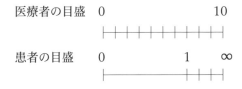

医療者の感覚と患者さんの感覚との間には溝がある

- 外来で「まだですか」と尋ねる患者さんに対して「まだ30分しか待っていないのに」と医療者は思いますが、患者さんはもっと長く待っています。「来週、もう一度来てください」と言われた人は、1週間と30分待っています。患者さんは「今度外来に言ったら、怖いことを言われるのではないか」と不安に苛まれ、落ち着かない時を1週間すごし続けています。恋人同士ならメールのやり取りをしますが、患者さんは医者にメールすることもできず、じっと待ち続けるしかありません。一日千秋の思いに30分が加わっているのです。初診の場合は、もっと長く待っているかもしれません。

- 医療者は「たった2〜3日の入院」と思いますが、患者さんは「2〜3日も入院」と思います。

- 「仕事に行くなんて非常識」と医療者は言いますが、仕事を簡単に休める人ばかりではありません。

- 医療者は、病気になったのだから「生活が病気を軸にまわることはやむをえないだろう」と思い、患者さんに病気への対応を最優先するように求めます。日常生活（仕事や学業、家事）よりも受診を優先するのが当たり前、何度も病院に来ることは「当然でしょ」と思いますが、予定を調整するだけでも患者さんにとっては大変なことです。くらしのすべての面に病いの影が覆いかぶさることは不快です。自覚症状のないような場合はなおさらです。

- 「良くなりますよ」と言われれば患者さんは「完治する」と理解しますが、しばしば医療者は「現状が（一歩でも二歩でも）改善する」という意味で言っています。

- 「なにかあったら来てください」と言われた患者さんは、ほんの些細なことでも「重大な『なにか』ではないか、病院に行かないと取り返しがつかないことになるのではないか」と心配になります。夜の闇とともに不安が増して病院に行くと、「こんな（ささいな）ことで来たんですか？」などと言われてしまいます。「なにか」についての具体的な説明がなければ、患者さんにはわかりません。

- 人の心の中の「不安の箱」はいつも満杯です。些細な不安が一つある時

には、それが「不安の箱」をいっぱいにしています。もっと大きな不安が出てくれば、それまでの不安は箱の隅の方に押しやられてしまい、時には忘れられてしまいます（「心配総量有限仮説」）。些細な不安であっても箱の中を占めているのですから、患者さんはそれを医療者に話したいのです。そのことを「今、そんなことを心配している場合じゃないでしょう」「そんな（些細な、つまらない）こと」「気にするほどのことじゃないですよ」と言われると、患者さんはとても傷つきます。

混乱した状況では、なんとか自分の理解できる範囲・手に負える範囲の心配事に関心が向けられます。大きな不安に向き合うことを回避するために、「小さな」「手の届きそうな」不安（周辺的不安）に注目することになりがちです。医療者からみれば「どうでも良いこと」をしきりに気にしているように見えてしまいます。

・医療者にとって Bad News とは「不治の病い」の説明ですが、患者さんにとっては病気の説明のすべてが Bad News です。検査を重ねたあげく「異常がない」ことを医療者は Good News と思いますが、原因のわからないところに放り出される患者さんにとっては Worst News です。それに続けて「病気じゃありません」「気のせいではないですか」などと言われたら傷つくしかありません。「検査で大きな異常が見つからなかったことは、とりあえず良かったですね。でも、つらいのですよね。その『つらさ』をなんとかできないか一緒に考えていきましょう」と言ってもらえれば「地獄で仏」です。

必要なのは共感的態度[1]

「患者さんに共感する力が医療者には必須である」と言われることがあります。でも、同じ感情に包まれたとしても良いケアができるとは限りませんし、そのために判断を誤ることもありえます[2]。患者さんの気持ちをそのまま感じ取ることはできそうにありませんが、人は誰でも相手の気持ちが「わかった気がする」ことも経験しますし、「身につまされる」こともあります。「共感する力」はもともと誰にでも備わっているのです。

・どんな時も敬意を保ち続けること、きちんと、あいさつ・感謝の言葉・

お詫びの言葉が言えること、患者さんの話を聴くこと、わかりやすい言葉で丁寧に話すこと、患者さんに丁寧に「触れる」こと、「**患者さんはきっとつらい**」ということを忘れないこと、こうしたことの一つ一つが、とりもなおさず共感的態度です [3]。

- こうした医療者の態度によって、患者さんの心が動き、その動きを感じてこちらの心が動きます。そこから生まれる言葉のやりとりを大切にすることも共感的態度です。

- 患者さんの声や言葉、身振りや動作の何かがどうしても心に引っかかってしまうことがあります。「気になって仕方がない」ときがあります [4] [5]。「少しわかった気がする」、「なんだか身につまされる」という感じることとはしばしば経験します。そこに「立ち止まり」、感じたことの意味をとらえ返すためには**知識も必要**です。患者さんの言葉を聞いて「それはたいへんそうだ」と感じた時に「患者さんは、このような思いがするのではないか」という認知的な判断を踏まえての「こういう症状の続き方って、つらいですよね」「この先どうなるのかと不安になりますよね」といった言葉を聞いた患者さんはホッとするでしょう。

- 何かが心に引っかかったとき、そこから自分の思いを、さりげなく「‥‥というような気がしたのですが‥‥」と口に出してみることさえできれば、あとは患者さんが医療者の共感能力を育ててくれます。

- 指導者・先輩の仕事は、そこで「立ち止まる」ことを勧め、「悩むよね」とだけ言って立ち止まっていることを無条件に支持し、患者さんを深く見つめることを可能にする知識を伝えることです [6]。叱咤激励や教導的「お説教」は不要ですし、自分の経験を語ることはしばしば両刃の刃です。

共感できない気がする時には

- なんと言って良いかわからないときには、何も言わずにそばにいるだけでも良いのです。
  共感とは、ある事態について時を同じくして、それぞれが何かを感じているということです。感じていることの中身が同じである必要はありません。

- 「共感できなくては」「共感しよう」と強迫的に思う必要はありません。

そのような思いが強く湧き上がることはかえって危険な徴候です（「共感疲労」という言葉があります）。

・どうしても言葉が患者さんに伝わらない・患者さんの気持ちがわからないといった時はかならずあります。こちらの言葉が悪意にとられることもあります。そんな時は、焦らず、とりあえず待ってみます。立ちどまっていれば良い時もあれば、一時退却する方が良い時もあります。時は、最高の治療者です。

・**「悪人」を探さない**ようにします。「患者が悪い」「自分が悪い」「技法が悪い」などと思わないことです。きっと誰も悪くはないのです。

・誰かに話して（愚痴をこぼして）みましょう。黙って聴いてくれる人は、本当の友人です。ただし、その人の「アドバイス」を鵜呑みにはしないように。

1)「われわれは他人の『苦しみ』を説明しようとする一切の試みをやめなければならない。ところが、説明の可能性が放棄されたときにはじめて、人間と人間の真の関係、つまり他人の『苦しみ』に『共苦＝同情する』という関係が生まれてくる」村岡晋一『対話の哲学　ドイツ・ユダヤ思想の隠れた系譜』講談社選書メチエ 2008

2)「相手の側に立ち、相手によりそったと思った瞬間、相手が見えなくなり、そこから遠く隔たってしまうということを私たちはさまざまなところで体験してはこなかっただろうか」清水真砂子『子どもの本の現在』大和書房 1984

3)「安易な共感は相手には憐れみと受けとられ、哀れみを掛けられた者は、そこには隠された軽蔑があることを鋭敏に感じ取る。そして、自分を惨めに感じる。・・・共感という言葉に値するのは、来談者の抱えた解決不可能な問題から、面接者が眼をそらさなかった時である」熊倉伸宏『面接法』新興医学出版社 2002

4)「他人の感情を顔の表情や体の動きから感じとるときには、意識しなくとも相手の表情や動きに自分の表情や動きが共鳴したり、『嬉しいんだな』とか『沈んでいるのね』というふうに、相手の感情を意識的にカテゴリー化したり、いろいろな心の機能が並行してはたらく。共感はこうした複雑な心のはたらきの産物」安西祐一郎『心と脳』岩波新書 2011

5)「誰かに共感するためには、先入観に縛られずに相手を良く見る『観察力』、相手の立場だったらどう感じるだろうという『想像力』、自分が感じていることに注意を向けて感じ続ける『注意のコントロール力』、感じたことを表現する『表現力』が必要です」杉原保史『プロカウンセラーの共感の技術』創元社 2015

6)「誰かの立場を想像すること、誰かの身になることは、・・・・その誰かをとりまいてい

る環境を再現すると、ぐっとやさしくなる。実際にその誰かのいる場所に立ち、その人
と同じ姿勢をとる。・・・それは思いがけない気付きを産むのである」細馬宏通『介護
するからだ』医学書院 2016

コラム

　人の気持ちを慮ることは、感情だけではできません。人の心は「情→知→意」
という流れになるそうですが（山鳥重『こころは何でできているのか』角川選
書 2011）、何かを見て心が動かされたとき、その感情の意味を考えて（心理学
や認知科学の知識が役に立ちます）、新たな知識として自分なりに納得できた
ときはじめて、これからの活動についての意思が生まれます。心が柔らかくな
いと頭は動きませんし、頭＝知がないと心が柔らかくなりません。「感性の教育」
は「感じられない人を、感じられるように作り変える」ために心に働きかける
ことではないと思います。

　ケヴィン・ダットンは、感情から生まれる「**熱い共感**」と理屈で考える「**冷た
い共感**」を区別しています。ポール・ブルームは「**情動的共感**」と「**認知的共感**」
と言い、前者の危険性を指摘しています。（『反共感論』高橋洋訳、白揚社 2018）

　sympathy と empathy の違いです。他人の不幸をかわいそうに思うのが
sympathy、他人の感情を理解して分かち合うのが empathy です。「冷たい共
感」「認知的共感」は「熱い共感」「情動的共感」に支えられ、同時に「熱い共感」
「情動的共感」の「暴走」を抑止します。指導者（先達）にとって必要なのは、
「冷たい共感」「認知的共感」を教えることと、「熱い共感」「情動的共感」を抱
いている人を見守ることです。sympathy を強いることはできませんが、一緒
に empathy を考えてみることはできます。

　「相手の気持ちの変化に気づくのは認知のはたらきであるし、そちらの立場
に立って考えたり予想したりするのは思考のことである。…共感ではこうし
た心の動きの底に、相手と同じ気持ちになるという情動のはたらきかけがあ
る・・・・」熊倉伸宏『面接法』新興医学出版社 2002

ミニ知識　身を守ろうとして動く心と付き合う

　「あの患者さんは落ち着いている」「よくわかっているみたい」「受容できている」「病気だけど明るい」「よく話してくれる」などと言われる現象は、患者さんが「自分らしさを保つために」自分をとりつくろっている姿＝病いによる心の動揺を少なくしようとする自我防衛の反応であることが少なくありません。

　病気になった人に〈依存〉と〈退行〉が起きることは自然なことです（この退行は防衛的な逃避でもあります）。精神分析学者の H. コフートは「自己愛」と「依存」を肯定的なものとして治療しています。

　人は、「この人になら」と信じられる人にしか甘えません。医療者が「甘えている」と感じる患者さんは、こちらのことを信じたいと思っています。その人のことを否定的に見てしまうことは、その信頼や好意を否定することになります。

　ただ、患者さんの「甘え」をなんでも受容していくと、遅かれ早かれこちらの容量を超えてしまい、応えられなくなります。その結果、「甘い顔をするとつけあがって」と思う医療者と、「優しそうにしていたのに、いざとなると手のひらを返すように冷たくなる医療者」と思う患者さんとが対峙することとなりがちです（「依存」「共依存」についても知っておくほうが良いと思います）。

　自我防衛や社会心理学についての知識は、患者さんの気持ちを受け止めることを可能にしてくれます。患者さんの言動に付き合いきれないと感じた時、「どうしてあんな態度なのだろう」とわからなくなった時に、このような知識があるともう少し付き合いを続けることができるかもしれません。

　こうした知識は、患者さんや自分と関わりのある周囲の人への自分の気持ちを見つめ直すことを可能にしてくれます。「どうしてこんなにあの人にイライラするのだろう」「なんてひどい人なんだろう」「バカみたい」というような気持ちの奥にある心の傾向をみることができれば、自分のものの見方・自分の心の偏りに気づくことも可能になります。そのことによって、患者さんにもっと近づくことができそうです。

　　自我防衛というのは、結局「生活の知恵」ではないかと言う人もいます。

　それでも「生活の知恵」が整理されることには意味がありますし、そのような知識に目を通すと患者さんのことを落ち着いてみることができます。社会心理学や行動経済学の知識を、他人の考えを誘導するために用いる人たちがいますが、それは好ましいことではないと思います。こうした知識は、人の「認知のクセ（歪み）」に目配りして相手の思いを受け止め、自分の思考を変えていくために役立てるべきものです。

　自我の防衛機制については多くの成書があり、詳しく書かれていますので手元に1冊置いておきましょう。中本征利さんは反動形成、合理化、投影、否認と言った自分の欲求を抑圧する機制と、取り入れ、同一化と言った自己と他者の同一視による機制の二つに大別しています。氏原寛他編『カウンセリングの理論と技法』ミネルヴァ書房1993

　「投影」のために医療者に強い怒りを向けられること、「否認」のために医療者の説明が受け入れられないこと、「反動形成」のために病状が悪いのにとても明るくふるまっていること、「抑圧」のために本当の思いとは違うことを言ってしまい医療者の対応にいつまでも「満足」できないこと、「取り入れ」「同一化」のために過度に医療者に従順でいること（同一化は医療者への攻撃に転嫁しうる）など、医療者が混乱してしまう場面も防御機制として受けとめてみると見えやすくなることがあります。

　「病院への悪口は・・・その陰性感情を医療施設の一部としての治療者に対しても向けている」「厚かましさというものは、深く根差した不安感に対する仮面である」フロム・ライヒマン『積極的心理療法』阪本健二訳、誠信書房1964
　「『否認』という防衛機制は・・・、人間の精神的安定を保つために、非常に大切な役割を果たしている」吉松和哉『医者と患者』岩波書店1987
　「日本人にとって、甘えはあらゆるポジティブな関係の基盤である」岸田秀『幻想の未来』河出書房新社1985
　「僕らは誰かにずっぷり頼っているとき、依存しているときには、『本当の自己』でいられて、それができなくなると『偽りの自己』をつくり出す」東畑開人『居るのはつらいよ』医学書院2019

「『受容』という言葉には、あからさまな権力性が含まれている」安藤泰至「『病の知』の可能性」医学哲学・医学倫理 23 号 2005

「心理に専門性のない人間の聞き取りって、心に傷を抱えた者にとっては暴力なんです。・・・僕自身も高次脳機能障害の当事者として、症状の苦しさを医師に説明するのが困難すぎて、医師に無理解な言葉を投げられた瞬間、完全に心を閉ざしました・・・」鈴木大介『貧困を救えない国　日本』PHP 新書 2018

患者の心の動きについてまとめられたものに、「危機理論」がある。キュブラー・ロスの『死ぬ瞬間』は代表的なものの一つ。

丸田俊彦『コフート理論とその周辺』岩崎学術出版社 1992

和田秀樹『〈自己愛〉の構造』講談社選書メチエ 1999

R. J. リフトン『現代　死にふれて生きる』渡辺節夫・水野節夫訳、有信堂 1999

小島操子『看護における危機理論・危機介入』（改訂 3 版）金芳堂 2013

山勢博彰『みんなの危機理論』メディカ出版 2013

森津太子／星薫『危機の心理学』NHK 出版 2017

患者さんの語る物語を聴くこと

患者さんが語る自分の人生についての物語を聴くことはケアそのものです。
患者さんの物語を聴くことは、私たちの人生を豊かにしてくれます。

病むことでアイデンティティを見失う

病＝心身の不調という事態により、これまでの人生の流れはせき止められ、滞ります。未来の見通しが突然きかなくなり、人生の流れの途絶＝死さえ予感されます。世界は突然狭まります。病は、いつも青天の霹靂です。

これまで自分と親しかった自分の身体が突然よそよそしいものとなり、災厄の源、排除したい異物とさえ感じられます（p.131「患者さんは嵐の中に

います」参照）。

　それまでの人生の積み重ねの中で自分が抱いてきた「自分はこんな人間だから、こんなふうに生きているのだ」という自画像が危うくなります。「自分はこんな能力があるはずだから、こんなふうに生きたい。こんなことをしてみたい」という人生設計は、音を立てて崩れます。病気になることで、人はその人生の軌道修正を迫られ、人生設計図を書き変えなければならなくなります。これ以上の危機的状況はありません。患者さんはアイデンティティを見失ってしまうのです。無力感と不安とが患者さんの心を覆います。医療者の経験は、この危機には無力です。

　　アイデンティティとは、「自分はこのような人間であるという思い。だからこのように生きてきているという思い。そしてこれからの人生をこのように生きていきたいという希望と将来計画。それらが合わさった、人生の物語」です。人間は、人生のどの瞬間にも、「自分は、かくかくしかじかのものである。自分は、こう考えて、こう生きようとしている」と自分を納得させられる説明なしには生きられません。この説明が、自分についての物語です（それは自己正当化の物語です）。（岸田秀『幻想の未来』河出書房新社 1985、R.D. レイン『自己と他者』志貴春彦・笠原嘉訳、みすず書房 1975）

病いの対極にあるのは日常性

　元気な時でも、人は新しい出来事・新しい考えに出会うたびに、それを自分のアイデンティティの中に取り込むため、新しい自分の物語を書き直し続けます。病気になるということは、生命の危機という状況の前にその作業のペースがガタガタに乱れ、その作業に手をつけることさえできなくなるということです。書き直しを必要とする深刻な「事件」が毎日起きてきます。

　そんな状況の中では、理性的ではいられなくなります。意味不明なこと、理不尽なことを叫んでしまいます[1][2]。不自然に「おとなしい」患者になっていることもあります。その言動はどのようなものでも、自分のアイデンティティを保つために必死になっている姿であり、現時点ではそれ以外にとりようのない「最善」の選択なのです。

　これまで書いてきた自分の物語の骨格が崩れ、**物語をうまく**（あるいは、

全く）**書いていくことができなくなった状態が〈病い〉です。**それゆえ、〈病い〉の対極にあるのは〈健康〉[3]ではなく、事件が終了した結果にたどりつく、あるいは事件が続いていてもそれが常態となり、自分なりのペースで物語をなんとか書けるようになること＝**「日常性」の回復**（再構築）です[4]。

回復していく過程は病いと折り合いをつけていく過程ですから、時間がかかります。回復のためには、自分の病気が人生という物語の中でなんらかの「意義」あるものとして位置づけられることが欠かせません[5]。病んだことを含めて、自分の人生を「悪いものではなかった」「幸せなものだった」と意味づけ直さなければなりません。人は、この回復のための作業を一人で行うしかありません。

物語を書き直す

物語を書き直すことは無意識の部分を含めて自分を整理しまとめる（統合する）ための作業ですから、その物語は事実とは異なるのが普通です。物語は、自己を取り繕い（体面を保つ）自分自身を納得させられるものでなければなりません。「自我を守り、安定させることが至上命令」なのです(岸田秀)。患者さんの物語は理路整然としていないかもしれませんし、自分勝手な話かもしれませんし、おかしなところがいっぱいあるかもしれません。未来が不確かになっているのですから、昔話が多くなり、記憶は修飾され、過去は肯定的に（美化して）語られます。しばしば患者さんは「英雄」であったり、「悲劇の主人公」であったりします。

物語は聴き手の存在を前提としますので、聴き手ごとに異なった物語が生まれます[6][7][8]。話を聞いてくれる相手の反応・相手の言葉によって、自分の思いは変わります。相手に過剰に同調してしまうこともあれば、拒否的になることもあります。私に語る話と別の医療者に語る話、昨日聞いた話と今日聞く話とは、多少なりとも違います。誰に対してもいつも同じ話をしているとしたら、その人は誰に対しても心を閉ざしているのかもしれません。

時間が過ぎていくことだけでも、思いは変わります。自分の思いの変化に応じて、聞き手の思いも微妙に変わり、そのことによってさらに自分の思いが変わります[9]。症状の変化、検査値の変化、医師の説明といったことによって、物語は大きな修正を迫られます。患者さんの語りは、通過点の光景であっ

て、出発点でも終着点でもありません。

語られない物語

　言葉は病むという状況の中で絞り出されていますので、ほんとうの物語はいつも語られた物語と語られなかった物語の合わさったものです。

　ほんとうにつらいことは語られません。つらさゆえに、別の記憶に置き換えられてしまうこともあります。「語ることができる」ということは、すでに事態をそれなりに「脚色」し、受け止められる状態になっていることの表れ[10]ですから、私たちは月を見るようにいつもその人の表側しか見ることができません。無理やり裏側を見ることに意味はなく、「見えないところが半分以上ある」ことを忘れなければ良いのです[11][12][13]。

物語を聴くことが患者さんを支える

　物語の書き直しは一人で行うしかないのですが、**患者さんを見守り続け、少し離れて伴走し、**患者さんが疲れてへこたれそうになった時にはそっと手を添える、そのような人間がそばに居ることを実感できれば、患者さんの作業は多少なりとも容易になるでしょう[14]。

　　時には花芯を花弁が包み込むように、医療者が患者さんを支えることが必要な時もあります。「私たち一所懸命できる限りのことをやります。全面的にバックアップします」と言ってもらってホッとしたという人がいました。でも、包み込む時間はできるだけ短くする方が良いと思います。

　「アイデンティティが揺らいでいるときほど、他者の承認が必要です」（奥村隆『反コミュニケーション』弘文堂 2013）。患者さんの言葉に耳を傾けることが〈承認〉です[15][16]。自分のことを「わかって、わかって」「こっちを見て、見て」「自分のことを認めて（肯定して）」と思って語っています。耳を傾ける人がそばに居るだけで、物語を書き直し続ける「元気」がでます[17]。

　患者さんは「この人に認められたい」と思う人にしか話しません。患者さんに話す相手として「選ばれた」人が治療者です。患者さんにとって重要な

のは、話す内容よりも、その相手に「話す」ということのほうです。目を輝かせて大好きな人の話を聞く子どものように／恋人のように、自分の話を聴いてくれる人がそばにいるだけで、患者さんは嬉しくなります。話の内容よりも医療者と言葉を交わす「今」という時が貴重なのです。

　患者さんが話していることは、聴いてくれる人に見せたいその人の顔であり、その人が思い込みたい自画像です[18)] [19)]。慰めや励ましはあまり意味がありません。反論や批判、「患者さんの口にする自己卑下や自己嫌悪」への同調や慰撫、専門家という「上の立場から」のアドバイスなどは、たいてい逆効果です。

　患者さんは、自分の話を聴いてくれるからこそ、その人を信じてみようと思います。

『モモ』というファンタジーがあります。（M．エンデ著　大島かおり訳　岩波書店
1976)

　モモの住む町の人たちは、なにか困ったことがあるとモモのところにやってきました。それは「彼女が、なにを相談されてもいい考えをおしえてあげられたからでも、心にしみることばが言えたからでも、なにについても賢明で正しい判断をくだせたからでもありません。彼女にできたこと、それは相手の話を聞くことでした。彼女は、ただじっと座って、その大きな黒い目で相手をじっと見つめて、相手がおとなであれ、子どもであれ、同じ態度で注意深く話を聞いているだけだったのです。そのことに彼女はどんなに長い時間でもかけました。そうしてもらうだけで、その人は、自分でもおどろくような考えがうかび、希望と明るさがわき、自分の意志がはっきりし、勇気が出てきました」

　人は何歳になっても、穏やかに生きていくためには「安心の基地」と「安全な避難所」となる存在が欠かせないのです。（参考　J．ボウルビィ『母子関係の理論１愛着行動』黒田実郎訳、岩崎学術出版社 1991)

医療者の信頼が患者さんを支える

　患者さんの前進を可能にするのは、「この患者さんはきっと一人で歩き出せる」という**医療者の全面的な信頼**です[20)] [21)] [22)]。患者さんが「弱い状況」にあることは確かですが、強い力を持ってもいるのです。そのどちらかだけ

で見てしまうと、患者さんのことを見誤ってしまいます。

　医療者という存在は、患者さんがアイデンティティを取り戻していくための触媒のようなものです。患者さんが自分の力で「洞察」し、「成長」していくとき、触媒は消えてしまう＝忘れ去られてしまうのが宿命です。そして、それがきっといちばん良いお付き合いの形です。

　患者さんの話に耳を傾けた瞬間から、私という医療者はその患者さんの物語の欠かせない登場人物となっています。そして、その患者さんも私の人生の物語に欠かせない登場人物となります。そのとき、患者さんを支えようとする医療者は、新たな知人＝患者さんに出会うことで人生が豊かになります。患者さんと出会い、そこでの関わりの1ページ1ページを重ねていくことで紡がれるのが私のアイデンティティであり、つまり私の人生そのものです。私たちは患者さんから多くのものを贈られているのです。

ナラティブと身構えなくて良い

　「ナラティブ」とか「ライフストーリー」「ライフヒストリー」という言葉が流行りです。

　でも、患者さんの話を聞き取り、記録としてまとめようとして近寄ってくる人の雰囲気は、患者さんにすぐわかります。医療者とできるだけ良好な関係を維持したいと患者さんは思いますので、記録をまとめようとする人にはその人が「喜びそうな」話をすることになりがちです。信頼関係があればあるほど、「調査者」の満足できるような話を選びます。いくつかの話は控えてしまいます。そもそも、自分の話が分析されたり、心の奥を勘ぐられたり、真偽を疑われたりするのは、楽しいことではありません。語ること＝自分を他人の前にさらけ出すことは、自分の人生を他人に明け渡すような気がします。

　ナラティブの記録から患者さんの思いを考察することに意味があることは確かですが、実際に患者さんが支えられるのは、記録にしてまでも患者さんのことを考えてみたいと思う医療者が**そばに来て話を聴いてくれるという、そのこと自体です**[23)][24)]。患者さんが「救われたり」「前向きになれた」としたら、それは新しい物語が創られたからであるよりは、そこまで付き合ってくれる人がいてくれたからです。患者さんがナラティブ＝言葉で表現でき

るようになったときには、すでに自分の力で危機を脱しているものです。

「レポートしよう」「記録に残そう」という気負いなしに医療者が患者さんと話す時のほうが、患者さんの声は少しだけ軽やかになっているのではないでしょうか。記録には、患者さんとその医療者という二人の間の「秘め事」のような、会話を楽しむ空気は残りません。記録に残るのは話の襞が消え、脱色された言葉たちです。記録に残しようもない言葉のやりとりの雰囲気にこそ、楽しい付き合いが息づきます。そのことに患者さんは物語を書き直すエネルギーをもらいます。

人は、はじめから本当に大切なことを洗いざらい他人に話しはしません。「つまらない」雑談の相手をしてくれればそれで十分ですし、その時なにか「気が合えば」その人ともっと話したくなります。そんな人だからこそ、ついつい大切なことも話してしまうことはありえます。それもこちらが身構えていない時に限って話してくれます。聞き手の肩の力が抜けているときにはじめて語られる言葉があります[25]。そのとき、患者さんの肩の力も抜けています。

患者さんの話をぼんやりと聞く、清拭や環境整備など何かほかのことをしながら聞く。「ふーん」と生返事をして聞き流すけれど、ときどき顔を見る。たまに「ちょっとしたこと」を言う。患者さんから見れば「一人語り」のような場面、「わかってくれないだろうけど、それでもいいや」と思うところからの語り。終わってみれば、患者さんは「わかりっこないことをしゃべってしまったな」「つまらない話をしてしまったかな」とちょっと苦い思いにもとらわれる話。医療者は「何だったのかな」と思い、廊下を歩くうちに忘れてしまいかねないような話。**そんな関係もきっと「ケア」です**[26][27]。茫洋とした会話の中で、ふと気にかかる言葉や雰囲気を大切に温めていくことができれば、ある日、パッとお付き合いの扉が開くかもしれません。

ただ、相手の話を「ぼんやり聞く」「聞き流す」ような付き合いにたどり着くまでには、どこかで真剣に話を聴くお付き合いが必要です。

ここで書いたことは、生まれつきの「病気」でも同じことが言えると思います。

コラム

　「病気は患者さんにとっては一生に一度の大イベントなのです。MCI（軽度認知障害）や若年性アルツハイマーになることも青天の霹靂[28]なのです。その驚きと恐怖を、医師となる人は忘れてはならないと思います。何科の医師になっても病気や手術やお産に慣れないでください。手術の前の晩、あなたの患者さんが何を考え、何を祈り、何を願っているか、そのことに思いを馳せることのできる医師となって下さい」。2018年のテレビドラマ「大恋愛」で、MCIに罹患した医師・間宮尚がその経験を医学生に講義します。

　病気になることは、何歳の人であっても「晴天の霹靂」であり、高齢者にとっては「ついに来たか」という思いが加わります。手術前日でなくとも、患者さんは「考え、祈り、願って」います。

　手術前日でなくとも、夜は人の不安を深くします。夜は夢の時間でもあります。夢の中では元気な時のように颯爽と走っているかもしれませんし、バリバリ仕事をしているかもしれません。家族や親しい人と楽しい時間を過ごしている夢のこともあるでしょうし、昔の思い出が蘇って嬉しくなっていることもあ

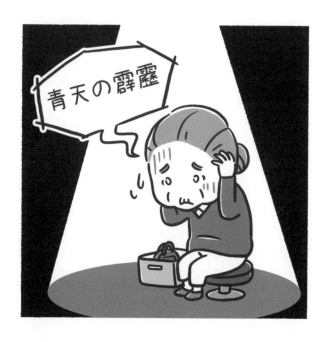

るでしょう。目が覚めてから意識がはっきりするまでの間、何か良いことが起きていないかと期待して自分の身体を探るかもしれません。だからこそ、目が覚めて現実に戻された時、その落差に落胆します。

　「患者さんが何を考え、何を祈り、何を願っているか」に思いを馳せる医療者は倫理的な存在なのです。

1)「時には、怒りのエネルギーしか残されていないことがある。・・・。それは、体の中に刻み込まれた苦痛が残した、激しい昂ぶり。理由もなければ目的もない苦痛。理不尽。怒りは、私にとって病いのしるし」クレール・マラン『私の外で』鈴木智之訳 ゆみる出版 2015

2)「患者自身が生きている混沌とした問題性の事実は、援助者の分析的枠組みに明け渡され、それに従って組み替えられるに任されただけかもしれない。そして、援助者が援助し得たと判断して出ていったあとに、患者は元のままに不安や嘆きに加えて、援助者によって投げかけられた『問題』をも背負わされたまま取り残される」得永幸子『病の存在論』地湧社 1984

3)「不幸はさまざまな顔をしているが、幸福はたった一つの顔しかない、と書いたのはトルストイだが、健康にもまた、たった一つの顔しかないのではあるまいか」富永茂樹『健康論序説』河出書房新社 1973

4)「行為の型は、現実に応答した『意味』生成を可能にする能力であり、人間が現実を受容するために不可欠の装置である。・・・・病とは型の作成の失敗であり、回復とは型の作り直しであると定義できる」村上靖彦『治癒の現象学』講談社選書メチエ 2011

5)「すべての疾患において、患者が『病気の意味』を求めている・・・。つまり患者が受ける医療が、患者の人生の目的／使命（あるいは人生という物語）と統合されることが重要である・・・」杉岡良彦「統合医療と次元的人間論」医学哲学医療倫理 27 号 2009

6)「私は複数の言語を話し、それだけの数のやり方で生活について考える。どの言葉を使うのかは、話し相手によって調整する。それは嘘をつくことではない。それぞれの人が理解することのできる、あるいは我慢することのできる種類の情報を、それぞれの人に示すことだ」クレール・マラン『私の外で』鈴木智之訳 ゆみる出版 2015

7)「病の語りとは流動的で、矛盾に満ちており、臨床家との出会いによっても大きく変容する相互作用の産物である」北中淳子「語りに基づく科学」現代思想「精神医学の新時代」44-17　2016

8)「語り手の物語は、語る相手によっても、場の雰囲気や状況によっても影響されます。また、語り手と聞き手は、一方的な関係ではなく、対話的関係としてともに物語生成に

かかわっています」やまだようこ『人生を物語る　生成のライフストーリー』ミネルヴァ
書房 2000

9)「あなたが誰かになんらかの『解釈』をすれば、あなたの相手への行為は、解釈前とは
もはや同一ではない。さらに、あなたの解釈を聴いた他者も、あなたの解釈にしばられ、
相手に対し、以前とは違った対応をするようになってしまう。さらに、あなたが『解釈
している』ことを相手が知ったならば、相手は『解釈されている』という事実、さらに『ど
う解釈されているか』という解釈内容によって、自らの行為になんらかの変更ないしは
制限を加えるだろう」佐伯胖『幼児教育へのいざない』東京大学出版会 2001

10)「本当の混沌を現に生きている人々は言葉によって語ることができない。混沌を言語化
された物語へと転換させることは、それをなんらかの形で反省的に把握するということ
である。物語の中で語ることのできる混沌は、すでに距離を置いて位置付けられており、
回顧的に反省されている」「語りの倫理は、語りそして聴くという関係のうちに実現さ
れる。その言葉を文字通りにとれば、自己物語というものは存在しない。あるのはただ
自己と他者との物語である」アーサー・W・フランク『傷ついた物語の語り手』鈴木智
之訳、ゆみる出版 2002

11)「『言いたいこと』は『言葉』のあとに存在し始める。先行するのは『言葉』であり、『言
いたいこと』というのは『言葉』が発されたことの事後的効果として生じる『幻想』である。
より厳密には、『言いたいことがうまく言えなかった』という身体的不満足感を経由して、
あたかもそのようなものが言語に先行して存在していたかのように仮象するのである」
内田樹『こんな日本でよかったね』バジリコ 2008

12)「人は、言葉を、真実を表すために語るのではない。人はウソを作り出すために言葉を
用い、隠れるための城を築くために用いる」竹内敏晴『思想するからだ』晶文社 2001

13)「権力をもつ者のまえには決して素顔をさらさない。これは弱い立場にある人間の自己
防衛の基本である」内田樹『期間限定の思想』晶文社 2002

14)「一人の人格をケアするとは、最も深い意味で、その人が成長すること、自己実現する
ことをたすけることである。・・・相手の成長をたすけること、そのことによってこそ
私は自分自身を実現する」M.メイヤロフ『ケアの本質』田村真訳、ゆみる出版 1989

15)「人は誰しも自らを意味づけ価値づけてくれる『まなざし』を持つ他者を、常に積極的
に求めている」梶田叡一『意識としての自己』金子書房 1998

16)「人間にとっての絶望とは、誰からも無視されることである。・・・人間はつねに誰かに
認められ、誰かを認めること――相互承認の関係――によって、生かし生かされる関係
である」金泰明『欲望としての他者救済』日本放送出版協会 2008

17)「黙って聴いてほしい。ただうなずいてほしい。そしてひとこと『つらかったね』と共
感してほしい。たったそれだけのことでもなかなかできないものです」諸富祥彦『生き
るのがつらい』平凡社 2005

18)「病の語りは患者の物語なのです」アーサー・クラインマン『ケアをすることの意味』

皆藤章監訳、誠信書房 2015

19)「打ち明けるとき、人は不安に打ち勝って『信頼』という人間が人間に贈りうる最高の贈り物を贈る」松木邦裕『対象関係論的心理療法入門』金剛出版 2005

20)「ひとはたしかにじぶんのことを気に病んでくれる人がいるということで、生きる力を得ることがある。見守られていると感じることで生きつづけることができる」鷲田清一『死なないでいる理由』小学館 2002

21)「自分を全面的に受けいれてかなしんでくれる存在をもつということは、私たちをなんと安心させてくれることだろう。そのような落ちつきを手にいれたとき、私たちはそれだけでもうすでに自らの力で一歩前進することを準備する元気をあたえられたようになるようだ」有馬道子『心のかたち・文化のかたち』勁草書房 1990

22)「医師は・・・・ただ同じ人間の条件にある仲間としてそっと見守ってあげることしかできない・・・・。そういう態度をとる人間が周囲にいるだけで、病める人は『愛』というものを発見する」神谷美恵子『こころの旅』日本評論社 1974

23)「ああ、あなた、悶え加勢しよるとね。そのままでよかですよ。苦しい人がいるときに、その人の前をただおろおろとおろおろと、行ったり来たり、それだけで、その人の心は少し楽になる。そのままでよかとですよ」石牟礼道子（永野三智『みな、やっとの思いで坂をのぼる　水俣病患者相談のいま』ころから 2018）

24)「私はあなたに、愛してください、とは望みません／ただ、あなたがそばにいてくださることを知り／あなたが時折無言でそっと／手を差しのべてくださることを望むばかりです」ヘルマン ヘッセ「願い」『ヘッセ詩集』高橋健二訳、新潮文庫 1950

25)「本音を言ったり、いちばん悪いことを話しても大丈夫だと感じられて初めて、安全感が守られていると言えるのだ。・・・良いことしか言わなかったり、何も問題がないような発言しかしなかったら、その人はあなたを安全だと思っていない・・・」岡田尊司『愛着アプローチ』角川選書 2018

26)「きょうはちゃんと聴きますというふうに、相手の言葉を全部受け止めようとすると、聴かれる側の言葉は妙によそよそしくなる。自然さが消えていく。逆に、聴かないふりをすると、聴かれる側の言葉は妙に自然になる。ちゃんと聴くには、あえて聴かないふりをすることのほうが効果的なことがある。・・・正面からきちっと聴こうとする『傾聴』では、すきまやずれは生まれにくい」鷲田清一『噛みきれない想い』角川学芸出版 2009

27)「どんなに患者さんに寄り添おうとしても、その苦痛は医療者にはわかりません。『傾聴』というスキルがあります。ひたすら聴くんです、しゃべらずに。そうやって、それぞれの価値観で物事が決められるように気遣い、支える。これが緩和ケアの本質だと身に染みて感じます」がんになった緩和ケア医・大橋洋平さん　朝日新聞 2019.3.11 朝刊

28)「地面の底がぬけた」と感じた人もいる。藤本とし『地面の底がぬけたんです－ある女性の知恵の七三年史』思想の科学社 2001

173

7 チームで支え合う

医療はチームで行う時代です。
患者さん抜きのチーム医療はありえません。
病院にいる人は、みんなチームの一員です。

家族や見舞いの人もチームのメンバー

患者さんはチームの中心メンバーです。患者さん抜きのチーム医療はありえません。

患者さんの家族や親しい友人は、医療チームの主力メンバーです。

家族は、一緒にこれからの方針を考え、一緒に患者さんを支え、一緒に進むべき仲間＝戦友です。家族の仕事は、医療者にひたすら協力することではありません。（この家族は周囲にいる親しい人という意味で、法律的な家族とは限りません。）

同時に、家族は、病気との「闘い」における戦病者です。家族は病いの下での生活に疲れ、患者さんとの付き合いに疲れている上に、医療者に対して気を遣うという疲れまで抱え込んでいます。家族は、**私たちからのケアを必要とする戦友**です。患者さんのそばに居ることを拒む家族であっても戦友です。

家族の「苦しさ」「疲れ」「不安」をいたわることは、後に「あの時、あんな対応をされたのが悔しかった」というような思いを残さないことにつながります。

キーパーソン

・診療録にキーパーソンと書かれている人は、多くの場合、医療者によって認定されています。
　でも、キーパーソンとされた人は大変です。
　医療者はキーパーソンに説明し、他の人への説明をキーパーソンに任せがちです。

キーパーソンは、何かあると真っ先に呼ばれます。

キーパーソンには、身内や親しい人の間での意見調整の役が任されてしまいます。

キーパーソンには、診療の方針を決める時に家族みんなの代表としての決断が求められます。

その結果、キーパーソンは身内の人から責任をすべて押しつけられたり、決めたことを非難されたり、「なんでお前なんだ」とキーパーソンにされていること自体を責められたりします。

・キーパーソンは、患者さんに付き添ったり、病院に毎日通ったり、そして、患者さんからいろいろ文句やわがままをたくさん言われ続けています。心身ともに疲労困憊しています。本来ならば愚痴を一番聞いてほしい人が今は病気になっているために、聞いてもらうことができません。

・課題ごとにキーパーソンが交代することはできないでしょうか。キーパーソンの途中交代や一時休養ができるとその人はずいぶん救われるでしょう。

・「大変でしょうね」「お困りのことはないですか」と医療者から声をかけられるだけでも、キーパーソンはホッとします。**キーパーソンを支えることは、患者さんを支えることです。**

「荷物が重くて喘いでいるひとの荷物を半分もってあげるように、他者の苦しみをいわば半分分かち持つこと—シンパシーはもともと『ともに苦しむ』という意味である—、ホスピタリティのこのような概念には、『何かお手伝いできることがありますか』といった軽いことばをむしろ対応させてみたい」(鷲田清一『「聴く」ことの哲学』TBS ブリタニカ 1999)

見舞い・面会

・面会の機会などは、患者さんの状態のゆるす範囲で最大限に保証します。病気の時に親しい人に会えることは、治療の重要な柱です。私たちは、長い時間かかって築かれてきた人間関係の中にずかずか入ったり、軽々に批判したりしてはならないのです。

・患者さんが希望されない場合や医学的・社会的に問題がある場合には、

当然面会をお断りします。

・見舞いに来る人にとって、病気の人に会うことは心の負担でもあります。見舞う相手の姿を見ることになると思うだけでも、心がざわめきます。ほんとうは病んでいる姿を見たくないし、患者さんも見せたくないかもしれません。「どんな表情をすれば良いのだろう」「まずなんて言おう。それから何を話せば良いのだろう」「こんなこと、あんなことを言われたら、何と答えよう」「うまく『励ます』言葉が言えるだろうか」「『冷静な』『温かい』表情を保てるだろうか」と気は重くなるばかりです。大きな障壁を超えて人は見舞いに来ています。

・見舞いに来てくださった人を医療者がねぎらうことは、見舞う人の気持ちを和らげます。和らいだ表情で病室に見舞いの人が入ることで、患者さんの心が和らぎます。医療者が、見舞う人にそっけなく接することは患者さんを傷つけることになりかねません。

・見舞いの人の言葉が、患者さんの心を逆なでしてしまうことがあります。「知り合いが同じような病気で亡くなった」話をする人、自分語りばかりする人、人生訓や他の患者さんの感動話をしてしまう人、縁起でもない話（亡くなった後の準備など）をしてしまう人、病気の美化と合理化を語る人（「病気になったことに意味がある」）、宗教や民間療法のあっせんをする人、自己責任について述べる人（「もっと早く・・・しておけば良かったのに」）。見舞客の帰った後の雰囲気に気をつけるようにします。

患者さんを囲む人々みんなでチーム医療

・病院はその全体が療養の場ですから、病院に関わるみんながチーム医療のメンバーです。チーム医療とは、国家資格を持っている人たちだけで行うものではありません。

・看護助手や清掃スタッフが、患者さんの心の支えになっていることは少なくありません。「専門職」という裃を着ていない人とあいさつを交わし、一言二言なにげない会話を交わすという隣近所の人とのお付き合いのような人間関係にふっと息が抜けます。

・患者さんに付き添って心身ともに憔悴した家族が、患者さんの状態が少

し良くなったときに理容室で洗髪してもらって人心地を取り戻し、患者さんを支える新たな力をもらっています。

患者さんや家族にとって、髪を整えてもらいながらの雑談が、医療者としか話せなかった緊張を和らげてくれます。レストランで食事をするわずかの時間に、ふと我に返ることができます。レストランスタッフのマニュアル通りの笑顔と言葉にも嬉しくなります。食後にひとりで少しだけボーッとする時間に、疲れが和らぎます。病院職員でない人たちがさりげない会話で患者さんを支えてくれています。患者さんの愚痴を聴いたり、慰めたりもしてくれています。

・病院に出入りの業者の方々もみんなチームの仲間です。「買ってやっているのだから」と業者に横柄な物言いをしている人は、患者さんにもそのような態度をとるものです。

・チーム医療は、参加している人誰もが対等な関係で自由に話しあえる環境が欠かせません。そのことは、すべてのチームメンバーどうしの敬意なしには成り立ちません。

・チーム医療は、みんなでいろいろ考えて力を出し合っていくことです。チーム医療のリーダーは、課題ごとに変わります。いつも医師がリーダーであるとしたら、それは良いチーム医療ではありません。もちろん、最終的なリーダーは患者さんです。

医療者は脇役

・患者さんを支える主役は患者さんを取り巻く人たちであって、私たち医療者は脇役です。一人の人が病気になると、その人を取り巻くたくさんの人の上に不安と不快の雲がかかります。そこに私たちには見ることのできない（想像もつかない）温かさが生まれ、同時にたくさんの葛藤や確執が渦巻きます。それぞれの人に人生ドラマが展開しています。患者さんを乗せている船＝患者さんを取り巻く人たちが大揺れに揺れたり破損したりしていては、患者さんは穏やかではいられません。**「船」の揺れを少なくするように支える**のが私たち医療者の仕事です。

・患者さんを大切にして、丁寧に接する医療者を見ると家族はホッとしますし、そうしてくれる人と話したいと思います。家族の話を聴き、丁寧

に話すことを通して信頼関係が生まれてくれば、家族はだんだん落ち着きを取り戻します。「船」の揺れが収まってきます。

・診療方針について家族と医療者との意見が食い違うことは珍しいことではありません。医療者に対して過剰な期待を抱いている人も少なくありません。そのズレを「摺りあわせ」ていくことを可能にするのは、「上手な説得」ではなくて、家族を医療チームの主要メンバーとしてお付き合いしていく私たちの姿勢であり、そこから生まれる信頼です。

・しばしば家族の話は「大げさ」「心配し過ぎ」「神経質」「うるさい」とか感じられるものですが、ともかく話をよく聴いて、虚心に検討すべきです。家族は心配し過ぎるのがあたりまえですし、そうしたら「うるさく」なるのがあたりまえです。丁寧に聴いていくと家族の問題が見えてくることがありますし、逆に淡々とした家族が抱えている問題が見えてくることもあります。

・医療者は、ケアが患者さんにとって好ましいものとなるように調整に当たるマネージャーです。ケアチームのみんなが充実した仕事ができるように、みんなに「仕えるリーダー」を心がけます（真田茂人『サーバント・リーダーシップ実践講座』中央経済社 2012）。

・診療方針についても、そのつど患者さんの状況に応じてみんなで話し合って決めていくことが原則です。それまでの患者さん・家族と医療者の人間関係が良くなければ患者さんにとって最善の治療方針を選ぶことができません。

・治療方針について迷うことは少なくありませんし、倫理的な問題が存在することも少なくありません。でも、信頼し合っている患者さん・家族と医療者とが忌憚なく話しあった結果の結論は、どのようなものであれ**倫理的な結論**であると言えます。尊重されるべきは患者さんの「このように生きたい」という思いです。（p.233「コミュニケーションは倫理の基礎」参照）

・家族の居ない患者さんの場合でも基本的な姿勢は同じです。

8 コミュニケーションのめざすもの

情報のやり取りを通して、信頼できる関係を育むことです。
信頼がないところでは、医療者の言葉は届きません。

言葉への信頼が生まれるところ

医療コミュニケーションの目的が「患者さんからの必要な情報収集」「患者さんへの正しい情報提供とそれを踏まえた患者さんの自己決定」だけだとしたら寂しくはないでしょうか。それだけを目的としてしまったら、その目的を達することもできないと思います。

「コミュニケーションとは、もともと『共通の』という意味をもつラテン語からきている。人と人のコミュニケーションは、人と人との間に『共通のもの』をつくりだす共同化の営みである」のです（北山修『共視論』講談社 2005）。

竹内一郎さんは、コミュニケーションの目的を「相手の人との間に『好き・好かれる』の関係を作ることだ」と言っています（『人は見た目が9割』新潮新書 2005）。この「好き・好かれる」は、「人柄に惚れる」という意味であり、信頼関係が生まれるということです。相手に敬意を抱いていなければ、惚れることはできません。信頼関係が育っていなければ、情報は集まりませんし、信頼関係がない人が話すことは相手の耳にも心にも入りません。

知識を獲得する前提条件

「知識を獲得する前提条件として、『この先生は信頼できる』と感じていたことが重要なのです。そう感じたとき、その知識は初めて真理になる。それで信じられるという気分になる。それがないと、いくら知識を聴いたとしても、信じるというところまで至らないのです」（哲学者・大澤真幸の言葉、熊谷晋一郎『ひとりで苦しまないための痛みの哲学』青土社 2013 所収）

そのはじまりは、「わあ、良かった」と感じてもらえる良い接遇です。病気についての知識という難しい内容の説明は、説明する人が「良い人」だと

信頼できたときにしか信用されません。説明の内容が良くわからなくとも「**この人の言うことなら、きっと正しいのだろう**」と思ったときには、人は説明を受け入れます（「周辺ルートによる処理」と言われます）。

　アリストテレスは、その『弁論術』（戸塚七都訳、岩波文庫 1992）の中で、説得の技法として「言論（ロゴス）＝通じる言葉・論理」「聞く人の感情（パトス）」「語る人の人柄（エートス）」の 3 つが必要だと言っています。大切なことは、2000 年以上前から同じです。

「この先生は信頼できる」≒「頼ることができる」という患者さんからの信頼は、患者さんの想いをきちんと聞き、患者さんの思いや気持ちに気を配って、相手が受け入れられる言葉でしっかり伝え、自分のできる範囲でそばにいることを伝えることからしか生まれません。信頼を得ることと、ていねいな説明を行うこととは、こうして**「循環した」**関係になっています。1 回だけの説明では、循環が始まらないのです。

医療者の生きてきた時間

　説明する医療者の言葉に、言葉遣いに、話し方に、表情に、その人の生きてきた時間がにじみ出ます。だから、同じ言葉で説明しても医療者一人一人によって説明は微妙に異なります。受け取る患者さんの人生の数だけ受け取り方も異なります。「歌はね、・・・その歌手の生きてきた時間で歌うの。どれだけ、どんなふうに生きてきたかで、歌は違ってくるの」（NHK 連続テレビドラマ「てるてる家族」第 134 回）。

　患者さんは、目の前の医療者が自分の人生を賭けるに値する人か、どのような姿勢で自分と付き合おうとしているのかを知るために、全身を耳にして「その医療者の生きてきた時間」を探っています[1] [2]。その医療者をどの程度信じて良いかを、見極めます。患者さんは、医療者の言葉を通して、その人生の厚みを聴いているのです。だからこそ医療者には、自分の人生を拡げ、深めることが欠かせません。

1）「社会的不確実性の大きな状況で相手が信頼に値する行動をとると期待できるかどうか

は、少なくともその多くの部分を、相手の人格の評価や、あるいは相手が自分に対して
もっている態度や感情の評価に依存しています」山岸俊男『安心社会から信頼社会へ』
中公新書 1999
2)「主要価値類似性モデルでは、・・・・簡単にいうと、ある問題について考えるとき、相
手を考え方の上で自分の仲間と感じられるならば、信頼するということである」中谷内
一也『安全。でも、安心できない・・・』ちくま新書 2008

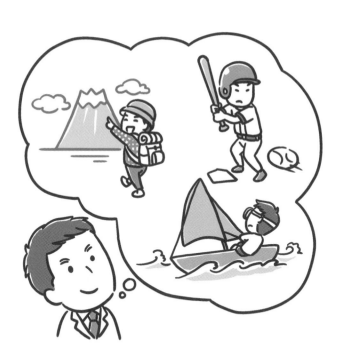

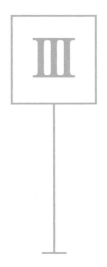

インフォームド・コンセント

信頼を育み、患者さんを応援するツールとして

「説明と同意」から「納得と合意」へ

　インフォームド・コンセントの日本語として、〈説明と同意〉という言葉が用いられてきました。でも、これでは「医療者が説明し、患者に同意させる」ということになり、主語はあくまでも医療者です。「ICを取る」というようなおかしな言葉も、医療者が主語だから出てきます。行きつく先は、書類に「サインさせる」だけのことになってしまいます。

　入院した当日の混乱した精神状態の中で渡される説明文書を、たいていの患者さんは読み飛ばしてサインしています。とにかくいろいろな書類にサインしなければ入院もさせてもらえないし、治療もしてもらえないのですから、サインし続けます。小さい字でいっぱい書いてあればなおさらです。「具合が悪いのに、次々とサインを求められるのが辛かった」と言う人がいましたが、当然文書を読んではいられません。後になって何か問題が生じたときに、「サインしたではないか」という医療者の言葉は、おぼろげにしか読んだ記憶がない患者さんとの関係をこじらせるだけです。

　インフォームド・コンセントは患者さんのためのものです。患者さんが前向きに生きられるためのものです。インフォームド・コンセントは知識の「分与」でも、医師・医療者のカンファランスの結果を伝えることでも、患者さんに選択肢の一つを「選ばせる」ことでもありません。それでは「医療者の、医療者による、医療者のための」インフォームド・コンセントです。

　患者さんが納得できる（「腑に落ちる」）まで丁寧に医療者が説明し、そのうえでこれからの診療の方針について患者さんと医療者とが「こんなふうにしていきましょう」と「合意」することが、患者さんのためのインフォームド・コンセントです。インフォームド・コンセントとは、〈**納得と合意**〉なのです。〈合意〉という言葉に「取る」は続きません。コンセントを「情報共有」と言う人もいますが、医療者が「共有したつもりになっているだけ」かもしれません。「共有」は頭で理解するだけでもできますが、〈納得〉は患者さんの「腑に落ち」なければ生まれません。時間もかかります。一方通行の「説明」や「説得」では患者さんの心は開きません。

　・患者さんには患者さんの人生があり、考え方があり、思いがあり、都合があります。医療者が「患者さんのこれからの人生について」患者さん

と話し合っていかなければ、患者さんの納得は生まれません。合意に
たどりつけません[1]。医療者の説明は talk to であり、話し合いは talk
with です。説明するのは「疾患」についてであり、話し合うのは〈病い〉
＝**患者さんの人生**についてです。そのときはじめて患者さんには「がん
ばって病気と闘おう（折り合いをつけて「仲よく」生きていこう）」と
いう気が起きてきます。

・インフォームド・コンセントは、患者さんと私たち医療者との話し合い
＝ discussion なしにはありえません。合意には「一緒に考えていきま
しょう。これからずっとお手伝いしますよ」「一緒に歩いていきましょう」
という医療者の姿勢が欠かせません。

・インフォームド・コンセントは、患者さんと私たち医療者との**共同作業**
なのです。医学教育の父 William Osler は、"Medicine should begin
with the patient, continue with the patient, and end with the
patient." と言っています。Consent は consensus（感覚を共にする）
に通じています。患者さんの「このように生きたい」という感覚を私た
ちみんなが共有するということです。

・結論に至るまでの過程を、患者さんと医療者とが一緒に考え、議論し、
共に（with）歩むこと自体がインフォームド・コンセントです。イン
フォームド・コンセントの本質は、この患者さんと医療者とが歩みを共
にする過程＝**一緒に考えていく過程そのもの**にあります。

・インフォームド・コンセントはチーム医療の上に生まれます。

患者さんの知る権利

・患者さんには真実を知る権利がありますが、「真実であればどのような
言い方をしても良い」「真実であれば何を言っても良い」「真実はすべて
言わなければならない」ということではありません。

・「患者さんが真実を知らないと、医療がうまくいかない」ということは
ありません。それは医療者の言いわけに過ぎません。

・「真実を知らないと、後で患者や家族が後悔する」という場合はありま
すが、真実を知らされても本人は「知らないほうが良かったのではない
か」と思い、家族は「あれで良かったのかな」と思います。どのような

選択をしても「悔い」は残ります。それを和らげるのは、「良い医療者と出会えて良かった」という思いです。

・人は過去の自分の選択したことについては「あれで良かった」と思わなければますます辛くなるので、実際に行った選択の方を肯定的に言いがちです。「真実を知って良かった」という言葉がすべてではありません。

・「真実を知りたい」と言う人が、「大丈夫だと言って！」「怖い病気ではないと言って！」と言外に言っている場合があります。

　　患者さんは「弱い」けれど「強い」存在ですから、「患者さんの（しっかり生きる）力を信じる」ことは大切です。だからといって「何を言っても大丈夫だ」ということにはなりません。人間の「弱さ」を見つめることなしの信頼はただの「押しつけ」になりかねません。医療者が「患者さんは強いものだ」とばかり思ってしまうと、その雰囲気がにじみ出て、「つらいと言えない」「弱さを愚痴れない」状況に患者さんを追い込んでしまう危険もあります。患者さんの「強さ」は厳しい事態に対応するために生まれたものであり、そのことを称揚されても患者さんは嬉しくなるわけではありません。「つらいときに『つらい』と言えないことが、いちばんつらい」と言った人がいます。

インフォームド・チョイス

・患者さんが「自ら診療方針の選択に参加したという思い」は、それからの患者さんの人生を支えます。患者さんは医療チームの最重要人物なのですから、方針決定に参加するのは当然のことです（いろいろな理由で参加できない場合はあります）。

・インフォームド・チョイスを「こちらは十分情報を提供し、選択肢を提示したのだから、あとは患者さんが選んで下さい」「全責任は患者さんにある」というように考えるのは完全に誤りです。

・自分で選んだリスクは非自発的なリスクに比べて許容度が増すと言われますが、医療のように内容が理解しきれないことについて「あとはあなたの責任ですよ」と「丸投げ」されたと感じられれば、許容度は低下します。

・インフォームド・チョイスについて「患者に選ばせる」と書かれたもの

を見かけることがありますが、「選ばせる」という姿勢はインフォームド・コンセントと正反対のものです。

- 医療者と患者さんとが「一緒に考え、一緒に悩み、一緒に選びましょう」というのがインフォームド・チョイスであり、**責任は患者さんと医療者とで共有する**ものです。たとえ医療者が薦められない選択肢が選ばれたとしても、責任は半々だという姿勢があってのインフォームド・チョイスです。

- Shared Decision-making（共有意思決定）という言葉があります。不確実性の強い治療を選ぶときの方法だと言う人もいますが、確実性の高い治療（この治療でなければダメ、この治療を受けないのは危険）の場合であっても必要です。いつでも「一緒に考え、一緒に決める」姿勢が重要なのであり、Shared Decision-making が必要か否かの線引きを医療者が判断することは不適切です。**インフォームド・コンセントは、すべて Shared Decision-making であるべき**です。shared とは言いますが、責任は折半ではなく、医療者の方が大きく share すべきものです。

- 〈合意〉とは意見や結論が同じになることであって、医療者の勧めに患者さんが従うということではありません。医療者の勧める治療を患者さんが選ばない場合でも、「意見が合わない」「結論が一致しない」ということを双方が認め合えば、それも合意です。そのような場合であっても、患者さんの選択に沿って医療者として支援するつもりであること、その条件の下でどのような支援ができるかということを説明します。

- 治療が一つしかありえない場合でも、その治療なしのケアは提供できるのですから、選択肢は常に複数あります。

患者さんがどのような選択をしても

- 「あなたがどのような選択をしても、私はあなたの側（がわ）に立つ（あなたをサポートする）」と有言実行することがインフォームド・コンセントです。

- **「どのような選択をしても、私はあなたの味方ですよ」**「味方として全力を尽くします」「選択を何度変えても、付き合いますよ」という医療者の姿勢がなければ、患者さんは落ち着いて選ぶことができません。

・患者さんの選ぶ治療に、医療者が賛成できないことはあります。そのようなときに「そちらの治療は、当院としてはできないものなのですが」と言うことはありえますが、「もう、どうなっても知りません」「勝手にしてください」はありえません。そのような場合に、「最善のところをご紹介します」「それでも、できるだけのお手伝いはします」という言葉が続かなければ、「切り捨て」です。

・自分が重い病気であることを説明され、あるいは、自分の生死にかかわることを説明され、医師や看護師に取り囲まれる中で選択を迫られる状況に置かれた人は、ある種の催眠状態・マインドコントロール状態の中に置かれ、高揚した精神状態（あるいは感情が鈍麻した状態）で「選択」をしていることも少なくありません。〈平静な心〉に落ち着くには、時間を待つことも丁寧な説明を繰り返すことも必要ですが、なによりも医療者との信頼関係が欠かせません。

自己決定ということ

　もともと人はみんながお互いに支え合い、気を配り合って生きているのですから、完全な「自立」や「自律」というのはフィクションです[2) 3) 4) 5)]。ですから、インフォームド・コンセントもフィクションです。でも、それは私たちが目指すべき永遠の目標です。

・病むという大混乱のただ中にいるのに、自分で考え、自分で判断し、自分で決定することは容易ではありません[6)]。

・自己決定と言われながら、自分の意志とは関係ない要素や周囲への配慮、マスコミなどの情報から得た知識に基づいての思い、医師からの「誘導的な」説明など、さまざまな外因によって決定していることが普通です[7) 8)]。本当は「このようにしたい」のだけれど「みんなに迷惑をかけたくない」という思いから方針を選択することも少なくありません[9)]。

・自分で決めたふりをするしかないこともあります。そう思うことで、辛うじて自分が支えられることもあるでしょう。そのようなものなのに「自己決定したのだから」と、その個人だけに責任が負わされるのは「悲劇」です。どのような選択肢を自分で選んでも、別の選択のほうが良かったのではないかという悔いは残り、選んだこと（別の途を断念したこと）

への「悲しみ」は心に残ります。

　病気の説明を受けて「この病院に、この医療者に、賭けてみよう」と思い、「よろ
しくお願いします」と言うことは、他のすべての選択肢を諦めることです。そこに、
さまざまなとまどいや、ためらいがあり、決断（＝諦め）が流れています。「この選
択で良かったのだろうか」という問いはうねりとなって、その後も何度も繰り返し
押し寄せ、病気の人は翻弄されます。どんなに「良い治療」を受けても、そちらの
道はどうだったのかという思いは一生消えません。無限のとまどいとためらい、諦
めに伴う悔しさが私たちの付き合いの底に流れているのです。朝、病室でにこやか
に挨拶してくれる人も「逡巡と断念」の夜をまた一夜過ごしており、そうした思い
が薄紙を重ねるように積み重ねられていきます。

- ・自己決定がそのようなものであることを心にとどめた上で、患者さんが
  自分で決めたこと、自分で希望したこと（と思っていること）を基本的
  に尊重します。
- ・「在宅のほうが良いですよ」「この治療を受けないとだめです」のような、
  医療者の価値観の押し付けをしてはいけません。
- ・「自分の病気について詳しく知りたくない」「教えないでほしい」「全面
  的に医者に任せたい」という選択をするのも、もちろん「患者の権利」
  です[10]。

セカンド・オピニオン

- **・セカンド・オピニオンは、こちらから勧めます。**
  「他の医師（医療機関）の意見をお聞きになってはいかがですか」「他の
  医師の意見をお聞きにならなくて良いですか」と勧める医療者は、それ
  だけで誠実な医療者だと思われます。資料の用意に時間がかかることが
  ありますが、患者さんにもその大変さはわかりますから、信頼が深まり
  ます。
- ・「私の言うことが信じられないの？」「どうしてもというなら資料は作る
  けど、時間がかかりますよ」というような態度をとれば、たとえセカンド・
  オピニオンでの結論が同じであっても、その時患者さんが抱いた不信感・

屈辱感はずっと消えません。こちらから先に提案するからこそ、信頼感
が生まれるのです。
・セカンド・オピニオンを勧めないインフォームド・コンセントは、それ
だけで良いインフォームド・コンセントではありません。

小さなことからコツコツと

・インフォームド・コンセントは、重大なことについてだけ求められるも
のではありません。インフォームド・コンセントは「小さなことからコ
ツコツと」、どんなことにも必要な「日常的な」「あたりまえの」ことです。
一滴の血液を採るだけの場合でも、「風邪薬」を1包飲んでもらうだけ
の場合でも必要です。このような場合に、延々と説明することも同意書
も必要ありませんが、「薬を出しておくから、飲んでみてください」、「血
を採ってきて」、「(診察前に患者さんへの医師からの説明なしに)レン
トゲンを撮っておいて」と言うようなことは、インフォームド・コンセ
ントの原則を踏み外しています。

　　いくつかある薬の中からその薬を選ぶ理由、その薬がどのように作用するか、気
をつけるべき副作用(副反応)、その薬を服用することによって、いつごろまでに、
どのように改善することが期待されるか、その薬の効果が思わしくないときには、
どのような「次の手」があるか、などが簡潔明瞭に説明されるべきです(処置や手
術についても同じです)。こうした説明は、それほど長い時間を要するものではあり
ません。
「痰を出しやすくするお薬を飲んでいただこうと思うのですが、よろしいでしょうか」
「白血球の数が増えていないか確認したいので、血を採らせていただいてもよろしい
ですか」
「骨折が無いか確認のためにレントゲン写真を2枚だけ撮らせていただきたいのです
が。被曝量はごくわずかなので、ご心配なく・・・」のようになると思います。

・患者さんにとって「心配事」「重大なこと」は一人一人異なりますから、
小さなことからきちんとしていなければ「私にとって大事なことなのに、
説明してもらっていなかった」と言われてしまう可能性があります。

患者さんの心に希望を灯してこその
インフォームド・コンセント

「希望だ。それがあれば、人間は生きていける」。先の戦争でシベリアに2年あまり抑留された老人は、「未来がまったく見えないとき、人間にとって何がいちばん大切か」と問われて、このように答えました（小熊英二『生きて帰ってきた男』岩波新書 2015）。「希望がなければ人間は生きていけない」のです。

・島崎敏樹さんは「自分の前の方があかるくひらけていると、私たちはこころ良い。そして自分を守ってくれるうしろだてが背後にいて、両脇には腹蔵なくつきあえる連れが並んでいると、私たちは安心して生きていける」と言い（『孤独の世界』中公新書 1970）、中井久夫さんは「何よりも大切なのは『希望を処方する』ということです」（『こんなとき私はどうしているか』医学書院 2007）と言っています。

・希望とは、〈あかり〉です。〈あかり〉は、ほんの少し先の足元を照らすだけで良いのです。〈あかり〉はいつも灯されていなければなりません。漆黒の闇の中では微かなあかりにホッとしますが、少し薄暗い程度の時にはかすかなあかりでは状況は変わりません。「少し薄暗いだけだから照らさなくても良いだろう」と医療者は考えがちですが、そのような時こそ強めのあかりが必要です。真っ暗なところでは明るすぎる光は眩しいだけです。

・医療者が言いよどむ瞬間、医療者の目に浮かんだ涙だけからでも、〈あかり〉が灯ることもあります。

・希望というのは、「治る可能性が 5% はあるから、それに賭けてみよう」というようなことではありません。残りの 95% の結末に至る時間をその人らしく生きることができるように、医療者ができるだけのお手伝いをするということ、医療者はどんな時も〈味方〉だということをわかってもらうということです。「もう、できる治療はありません。あとはホスピスを探して下さい」というような言葉に、「見捨てられた」と感じ、人生の最終場面に至って心を深く傷つけられた人は少なくありません。「もう治療方法が何もなくなる」ことはあるかもしれませんが、「ケアが何もできなくなる」ことはありえません[11]。

・「私たちができることを精一杯がんばりますので」「私たちが何とかしま

すから」という医療者の言葉に患者さんは救われた気がします。

・インフォームド・コンセントは、患者さんが自分の未来について「**希望**」「（その人の前に広がる）**あかるさ**」を持つことができ、「自分を支えてくれる人がここに居る」という実感を持つことができるようになるためのものなのです。

・「患者の死は、医療の敗北である」というのは真実ではありません。医療の敗北とは、患者さん（家族）の心に大きな後悔の念を残すことです。

インフォームド・コンセントは医療倫理そのもの

「本当に良い洋服は着る人に品格と誇りを与えてくれる。人は品格と誇りを持てて初めて、夢や希望を持てるようになる」という言葉に出会いました。（NHK 連続テレビドラマ「カーネーション」第 23 回）

　患者さんが〈品格と誇り〉を保てる（取り戻せる）ようなお付き合いがなければ、言葉だけでは〈あかり〉は灯せません。どのようなときにも患者さんを尊重したコミュニケーションを積み重ねていくことがインフォームド・コンセントには欠かせないのです。

　その医療者を、自分が前に歩みだすための同伴者であると患者さんと家族が感じ、患者さんに〈希望〉が生まれ、これからの人生に〈あかり〉が灯ったとき、**その関わりは倫理的なものだった**と言うことができます。患者さんの心に〈あかり〉が灯ったとき、医療者の心にも〈あかり〉が灯ります。

1) 「その人の〈あるべき姿〉ではなく、〈日常の・ありのままの姿〉を肯定的に認めて、その中でその人らしい生き方ができるように助力することです。望ましいあり方の基準は相手の中にあります。相手の価値観を尊重することなしに、人を支えることはできないでしょう」齋藤有紀子「『とき』を提供する」『「ささえあい」の人間学』法蔵館 1994 所収

2) 「人々が自由であり、自己決定をする主体だということは、一つのフィクションである。だが現在の法は、あるいはそれを含む社会全体はそのフィクションの上に成立している」大屋雄裕『自由とは何か』ちくま新書 2007

3) 「ただでさえ重荷にあえいでいる人生なのに、見知らぬ医者から『絶望』を背負わせられるなんてまっぴらです。現実逃避とか、臆病とか、そういった態度を蔑むのは間違っています。正直で何がいけないのでしょうか」春日武彦『「治らない」時代の医療者心

得帳』医学書院 2007

4)「(病気になって)まるごと受け身になることの治療効果はすごく大きい。自己決定・自己責任というのはものすごくストレスフルな経験なんだ・・・。病気でしおれている人間に『賢くなりなさい』『自分で決めなさい』は気の毒・・・」内田樹『私の身体は頭がいい』新曜社 2003

5)「むしろ、権威的に選択肢がしつらえられることで、自己決定と称される隷属状態はますます深まっていく」小泉義之『病いの哲学』ちくま新書　2006

6)「自己決定という言葉には、「『絶えず〈選択〉を迫られること』についての選択の余地の無さ、それが『生きづらさ』の内実だと言ってもよい」大黒岳彦「情報社会の〈こころ〉」現代思想 45-15　2017

7)「自分を自由だと信じる者ほど、外界の強制力に無自覚であり、行動を自分自身で決定したと錯覚する・・・」小坂井敏晶『社会心理学講義』筑摩書房 2013

8)「自由意思・・・それは、あらゆるうちでもっともいかがわしい神学者どもの曲芸であり・・・人類を彼らに依存させるためのものである」ニーチェ『偶像の黄昏』原佑訳、筑摩書房 1994

9)「死はいかにも自己的に見える。だが、死の淵に立っているものはもはや他者のことしか考えない。日常性が他者のまなざしの交錯のなかに位置づけられている日本人にとっては、特にそうだ」安永寿延『日常性の弁証法』筑摩書房 1972

10)「自分の運命を進んで他に委ねることによって問題を解決していくという選択肢です。自分の問題をいわば他に責任転嫁することで、立ち直っていくという姿勢です」森岡正博「自立の思想には限界がある」森岡正博編『「ささえあい」の人間学』所収　法蔵館 1994 所収

11)佐々木常雄『がんと向き合い生きていく』セブン＆アイ出版　2019
日刊ゲンダイ　ヘルスケアに同名のコラムを連載中である。

「患者さん、その選択はだめですよ」という時

患者さんが、医療者からみれば「とんでもない選択」をする場合があります。

「(1型糖尿病なのに)インシュリンを打ちたくない」「(心筋梗塞の ICU での治療が一段落したばかりなのに)もうどうしても退院したい」「(化学療法が有効なのに)がんの治療を受けない」「〇〇療法を受けたい」「仕事があるので(急いで受けるほうが良い)手術を半年待ってほしい」などといった

事例は、医療者は誰もが経験しています。

・自覚症状が医師の説明ほどには悪くない場合、「自分はけっこう元気だ」と思いたいための行動を選択する人がいます（「注射しなくても大丈夫」「安静にしていなくとも大丈夫」のように）。これは「否認」なのですが、「自己効力感の確認」「治療への参加」という面もあることを医療者は見落としがちです。

・「(医者の勧める「いやな」治療を受けなくとも) この方法で絶対治る」という言葉は、医学的な説明よりもはるかに患者さんには魅力的ですから、そちらの治療を希望します。医師は「とんでもないことを言いだした」「良くわかっていないから、もっと説明しなくては」と思いますが、患者さんにとってはそちらの治療のほうが(目くらましであるにしても)「あかるさ」「希望」を提供してくれています。「嘘かもしれないけれど、そちらに賭けてみたい」と思う人もいます。その気持ちに気を配ることなしに、患者さんが選んだ治療法の誤謬をいくら指摘しても、「騙されている」と説得しても、患者さんは翻意しません。

・このような場合、自分の希望は医師が認めるものではないことは、わかっていることが少なくありません。この希望に対して、医者がどのように言ってくるかの予想までしていて、それへの反論も準備しているものです。医者の言葉に反論するために、自分の選択に都合の良い話だけを聞くようにしています。「病院では行わないこの治療で良くなった人の話」「医師の勧める治療をうけて悪くなった人の話」「○○の薬は要らない」といった類の自分の聞きたい話＝自分に都合の良い情報を選択的に取り入れ、それに反する情報は見ないようにしていますから医者の説明は無効です（「認知的不協和の低減」）。都合の良い情報を提供してくれる人は「味方」であり、その誤りを指摘する人・都合の悪い情報を提供する人は「敵」です。だからしばしば医療者は敵に見えてしまいます。

・上から目線の雰囲気で「あなたはよくわかっていない」「間違っている」「だまされている」「そんなのだめだよ」「どうなっても知らないよ」「死んでしまいますよ」といった「正義」「正論」＝医学的説明が繰り返されれば繰り返されるほど、「この医者は自分の気持ちが全然わかっていない」「敵だ」ということになり、医者から離れようとする思いが強化されます。

- 「気の迷い」「無知蒙昧」などと医療者が思っている限り、回路はますます閉じていきます。否定的な言葉から始まる「説得コミュニケーション」はほとんど無効です。医師の説得が「奏功」して「医師の勧める治療」を受け入れることもあるでしょうが、そのような時には説得された屈辱感・敗北感が残ります。屈辱感・敗北感は、何かのきっかけでいつかは爆発します。
- このような時には、
  - 一度で解決しようとしない（ザイオンス効果）
  - Foot in the door（小さな要請を承諾させて、次第に大きな要請も承諾させる）
  - Door in the face（大きな要請を呈示して断らせた後で、小さな要請を承諾させる）
  などの方法が有効なこともありますが、テクニックだけで乗り切ろうとすべきではありません。
- そんな選択をしているときでも、**患者さんは迷っていますし、心のどこ**かでこの医者に頼りたいとも思って、その「顔」を見ています。
- 患者さんの思いを受け止めるためには、その選択を非難したくなる気持ちをいったん保留して、患者さんの気持ちを「そのまま」聴くこと＝一度受け入れてみることから始めるしかありません。まずこちらが「一歩引いて」、患者さんの思いを踏まえてどのような折衷案が可能か、どのようなお手伝いができるか話してみると、患者さんも「一歩引いて」くれるかもしれません。
- そのように聴く時、患者さんも「表面の希望」の奥にあるほんとうの思いや迷いを話してくれるかもしれません。「患者さんの苦痛が少なく、良くなってほしい」というところでは、患者さんと医療者の気持ちは一致しています。その気持ちのところまで戻って話し合うところから、なんらかの解決の糸口を見つけていくしかありません。
- どうしても意見が合わなくて、他の治療を受けるためその患者さんと「別れる」事態になったときでも、最後に「困ったことがあれば、いつでも来てくださいね（連絡してくださいね）」といった言葉をかけます。その言葉で救われる人は、間違いなく居ます。

ミニ知識

しばしば、人は、自分に関することについて現実よりも自分に都合よく考えるものです。

- 自分についてのリスクは低く見積もります（楽観性バイアス）。自分だけは大丈夫、自分が努力すればなんとかなると思います。
- ある範囲までの異常は、正常の範囲内のものとして受け止めます（正常性バイアス）。「検査値が悪いと言われたけれど、あの程度の変化なら大丈夫なのではないか」
- これまでずっとうまくやってこれたのだから、同じような対応でうまく行くのではないかと思います（一貫性原理）。「医者の言うことなんか、これまで聞いたことない。」「ずっとこの薬でうまくきている。」
- 100% と 99%、0% と 1% の差は、主観的には過大に評価されますので、「100% 良くなる」と「99% 良くなる」は大きな違いと受け取り（ゼロ・リスク志向）、100% の方を選びます。
- 現状を変えるリスクは嫌われ、現状を維持することにもリスクがあっても、できるだけ現状維持を選ぼうとします（損失回避傾向）。「どちらの治療も一長一短なら、乳房を取らずに済ませたい。」
- 自分がこれまでしてきたことには意味があったという思いに固執します（サンクコスト効果）。「それが良くなかった」などと言われれば、反発します。「○○という薬を飲んできたことにはきっと意味があるから飲み続けたい」「（赤字が増え続けているのに）ここで止めると、これまでの投資が無駄になるから続けて投資する」

こうした人の傾向を知っておくと、説明の仕方を工夫することができると思います。ただし、「先手を打って」こちらからは言わないほうが良いと思います。

（　）内の言葉は、社会心理学の用語です。

参考図書　森津太子『現代社会心理学特論』NHK 出版 2015

山岸俊男『社会心理学』新星出版社 2011

岡本真一郎『言語の社会心理学』中公新書 2013

甲田直美『文章を理解するとは』スリーエーネットワーク 2009

自己防衛反応を誘発するコミュニケーションとして、中西雅之さんはジャック・ギブのまとめを紹介しています。『人間関係を学ぶための11章』くろしお出版 2000

- 相手から評価されていると感じるとき（著者註：正誤・善悪・優劣の判断という意味）
- 他人が自分をコントロールしようとしていると感じたとき
- 相手に何か策略があると思うとき
- 相手が自分の感情に無関心であると感じたとき
- 自分に対して相手が優越感を持っていると感じたとき
- 相手に断定的な言い方をされたとき

コラム

　ACP（アドバンス・ケア・プランニング）が多くの病院で取り入れられつつありますが、気をつけなければならないことがいくつかあると思います。

- ACPは、病気のある時点でまとめられたものですから、病状の変化や進行に伴い思いは変わります。治療についての希望は、経過に応じて時々刻々と書き換えても良いということが保障されなければなりません。
- 患者さんは、実際の終末期のことを具体的には想像することができていません。
- 患者さんの人生への思いを尊重することと、具体的な細かい記載内容を守ることとは別のことです。
- 自分の死についてあまり考えたくない人の場合、具体的な話を簡単に終わらせようとします。
- 意思表明は、ある種の高揚した精神状態で行われています（冷静な判断とは限りません）。
- 意思表明は、周囲の人への気遣い、医療者の意向への「気遣い」などから行われていることがあります（本心とは限りません）。医療者が特定の価値観に「誘導」することはACPではありません。「『延命治療』しても良

いことはありませんよ」と言った看護師に、家族は「切り捨てられる」と
感じてしまいました。

・ACP は方向性の確認であって、そこに書かれたことの遵守を求める証文
ではありません。

・ACP をまとめるためになによりも大切なことは、信頼できる医療者と話
し合うということです。まず必要なのは信頼関係の醸成です。性急な話し
合いは信頼関係を損ねます。

(p.233「コミュニケーションは倫理の基礎」参照)

インフォームド・コンセントを進める手順

　まず、「患者さんやご家族がどこまで説明を受け入れられそうか」を確認
します。

・患者さんが自分の病状についてどのような知識をもち、どのように考え
ているか、

・病名や予後について、どのように考えているか、

・どのような不安を抱いているか、

・医学的な言葉を受け止める力はどの程度ありそうか、などをスタッフで
確認します。

1　患者さんに説明する前に、もう一度みんなで確認する（スタッフは情報の宝庫です）

・いつ・・・今？　もう少し後？　明日？　もっと後？　相手の都合はどうか？

・誰が・・・上級医は同席するか？　話すのは誰か？（同席しない場合は
　　　　　　事後報告する）
　　　　　　他に誰が同席する？

・誰に・・・本人に？　家族に？　両方同時に？

・どこで・・・面談室？　病室（個室の場合）？（廊下・立ち話は禁）

・何を・・・どこまで話す？　どうしても伝えたいポイントは何か？

・どのように・・・どんなふうに話すか？

・説明後のフォローは、誰がするか？（フォローは絶対に欠かせない）

2　説明する時と場所をえらぶ

・重大なことがらや難しいことがらについて話し合う際には、落ち着いて話し合える場所（面談室など）の確保と、患者さんや家族が考えたり調べたりするための時間を保障することが必須です。

・病状によりますが、1分でも10分でも、患者さんの心の混乱が落ち着くための時間を提供します。時間を節約することで「強引に同意させられた」という印象が残ると、後々多大な時間を必要とする事態を招くことがあります。

・面談場所は落ち着いたところで、外の声や物音が聞こえにくく、外の人の動きが見えにくいところを選ぶようにします。話している間は、PHS などに応えなくてよいように誰かに託します。

・患者さんや家族には上座に座ってもらいます。

3　書類が整っていること

インフォームド・コンセントでは、書類上記載すべきことがあります。
　　　説明内容の概略、説明者・同席した医療者の氏名、説明を受けた人・患者側の同席者の氏名、患者さんや家族からの質問とそれに対する医療者の回答、説明した日時（開始時刻・終了時刻）、同意された日時など
多くの病院では、すでに所定の用紙が整備されていると思いますが、記載に「落ち」がないか、繰り返し確認します。

4　同席者を確保する

重要な説明の場では、看護師やメディカルスタッフの同席が必須です。同席者がいると、

・医師の説明の中でわかりにくい部分を指摘してくれます。
・患者さんの表情や態度から、患者さんの理解度や、気になることについての情報がもらえます。
・患者さんのサポートをしてくれます。
　チームで患者さんの応援をしていることが伝わります。
　そのために、同席者は自分の医学知識を、医療の学校に入る前のレベルに戻して話を聴きます。そうしないと医師の説明を聞く患者さんの不安が実感できません。
　看護師は、あくまでも患者さんの味方の位置（医師と患者さんとの真ん中ではなく、ずっと患者さんに近いところ）に立ちます。「こんなこともわからないのですか」「あんなに先生が話してくれているのに、どうして同意できないのですか」というような意味の言葉（姿勢）は、抑圧的な関わりとなります。

5　検査・治療、病名について具体的に説明すること

　重症度などに応じて、このすべてを話すとは限りませんが、通常の診療でも最低限以下に挙げる程度のことは必要です。治験・先端医療・ゲノム医療などの場合、さらに詳しく説明しなければならないことは言うまでもありません。
　インフォームド・コンセントなしに診療が行われた場合、その診療が適切なものであって、結果が良くても、不適切な医療（説明義務違反）であると認定されることがありえます。

①病名・病態、診断した根拠
　その病気のためにこれから予想される経過・事態
　診断が異なる可能性とその確率
　現時点でわかっていないこと
②診断に必要な検査（画像検査を含む）の内容・意義（今の症状から考えて、何を調べるとどんなことがわかり、その結果どんな治療や対策が立てられるか）、
　緊急度、危険性・有害事象とその発生率・発生した場合の対策
　予測される拘束期間

その検査を受けずに情報が得られなかった場合に起こりうる不利益

検査の実施者名（研修医・初心者の場合には指導医師名も）

終了した検査の結果とその評価

③ その病気のために適切と思われる治療（薬剤・手術・処置など）について

その治療を勧める理由と治療の内容

期待される効果とその効果が得られる時期の予測、病状が改善する程度と確率。期待される効果が得られない可能性とその場合の次善の策

それ以外の選択肢についての説明、より緩やかな治療・より強力な治療との比較。それぞれについて上記と同様の内容を説明する

勧める治療を受けない場合の経過。全く治療を受けない場合の経過

治療の緊急度

危険性・有害事象とその発生率・発生した場合の対策

頻度の高いものと、頻度が低くても重い症状を呈するものについては、かならず説明する

有害事象の早期確認のために患者自身に協力してほしいこと

予測される拘束期間

ガイドラインがある場合には、そのことについても触れる

治療を行う責任者、および共同で行う者の氏名

仕事・就学など生活上の注意点・生活上制限されること

入院の場合は具体的な入院生活について

④ 医師が提案する治療を希望せず、それを受けない場合に起こり得る不利益と、その場合にも受けることができる（病院として提供できる）医療的援助

患者さんの希望する治療が倫理上の問題を含む場合には、病院の倫理委員会との協議が必要なこと

⑤ 受けた治療の効果とその評価、それを踏まえたその後の診療計画

⑥ これから受けるケアの内容と意義、そのケアから期待される効果

⑦ 他の医師・他病院の医師の意見を聞くことを勧め、その場合必要な資料を提供すること（セカンドオピニオン）

他の医療機関で違う診断が下される可能性について

他の医療機関で違う治療が行われる可能性について

　　同じ治療でも他の病院で治療を受けることも可能であるということについて
他院で異なる治療（代替医療を含む）をしている場合にはその内容に
ついて
⑧ 治療費・医療費補助などについて
⑨ 院内外の患者支援システム・その利用法について
⑩ 疑問・要望について確認
⑪ 選択した内容についての変更を希望する場合のことについて、など

・説明ははじめに１回だけすれば良いということではなく、節目ごとに
　行います。新たに大きな検査を行う場合、治療方針が大きく変わる場合
　には、あらためて丁寧な説明を行わなければなりません。
・診断や治療については、できるだけ、その判断が正しい確率、期待され
　る治療効果が得られる確率、合併症の発生率などを説明することが必要
　です。

　　治療の成功率や合併症の発生率については、日本での発生率と自院での発生率と
の両方を呈示することが必要です。とりわけ、自院の治療成績が全国平均より悪い
ような場合に、全国成績のみを示すようなことは詐欺的説明です。

・成功率、死亡率などの確率については、できるだけ数字で具体的に説明
　します。ただし、患者さんはその数字を正確に受け止められるわけでは
　ありません（そのような精神状態にありませんし、受け止められるだけ
　の知識をもっていません）。

　　「10% の危険があります」→「10% なら自分は大丈夫だろう」と思う人も「10%
も危険があるのならとても危ないのではないか」と思う人もいます。「死亡率は0.1%」
と言われて自分が該当すると思う人は稀です。
　　「90% の人が元気になります」と「10% の人が後遺症を残す可能性があります」
では異なるニュアンスで受け取られるのが普通です。「10 人に一人は可能性がありま
す。○○さんが、その一人になるかもしれません」というように念押しする方が
良いのですが、「脅し」にならないようにも配慮します。
　　「一か八かの治療です」と言われた患者さんがいます。危険性や合併症を含めて、

できるだけ数字もふまえた丁寧な説明なしにこのような言葉を言われれば、悲観するしかありません。

・数字や確率を淡々と伝えるだけでは、患者さんは混乱するだけです。具体的な数字を聞くことによって、かえってどうして良いかわからなくなってしまったという患者さんは少なくありません。数字や確率を伝えたうえで、その意味と、どのような診療が提供できるかを丁寧に説明します。

(参考：前田正一『インフォームド・コンセント その理論と実際』医学書院 2005)

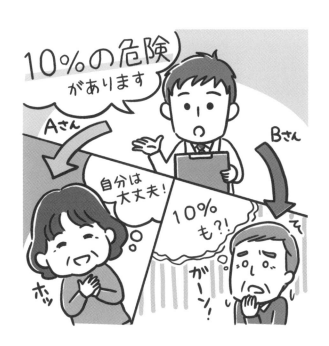

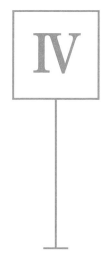

IV

こんな時は

1 死亡時の配慮

　遺された家族にとって、患者さんの死の前後の時はいつまでも心に残ります。私たちは心からの哀悼の気持ちを持ち、一つ一つの場面で、ていねいに家族の方に接していかなければなりません。

　臨終のときに一定の時間（間＝あわい）と儀礼を欠いた死は、遺された人々にずっと「不全感」と「負い目」を残します。その時に、患者さんのそばにいて「別れ」を惜しんでくれた医療者の存在が、遺された人たちの救いになります。

気をつけること

　最後の瞬間に限ったことではありませんが、医療的な処置や行為は、礼を失しないように心を込めて、丁寧に行わなければなりません。次のようなことは遺された人の心に傷を残します。

- ・医療者が慌ててしまい器具を倒したり、患者さんの私物を破損したりする。
- ・医療者の対応や処置について、同僚（医師を含む）が怒鳴ったり責めたりする。
- ・いやそうな態度の心臓マッサージ（chest compression）、挿管の失敗。薬剤の欠品。
- ・DNARだからと、なにもせずにただ傍観している。
- ・受持医でない医師の、患者情報についての無知・無関心。
- ・受持医でない医師が自己紹介や挨拶しない。
- ・職員の不適切な身だしなみや言葉遣い。
- ・臨終時刻の告知が事務的（特に受持医でない場合）、事務的な「ご臨終です」「ご愁傷様」
- ・臨終告知後の「事務的」対応・・・声もかけずにさっさと点滴を抜去する、モニターを外す。
  余りに手際良い処置は「処理されている」という印象を与えてしまいます。

・家族の意向や都合を尊重しない（病院の都合を優先する）。

　　ある医学生は自分の祖母が真夜中に亡くなった時に、不機嫌そうな顔の当直医が、Tシャツで白衣の前をはだけ、聴診器を首に下げ、ジーンズで素足にサンダルを引っ掛けてきた姿を見て、人間の人生としての終わりに立ち会うのに、この様な尊厳を犯す態度は許されるものだろうかと情けない思いがして、泣いたそうです（福島県立医科大学元学長菊地臣一先生のブログから）。

DNAR、ACP がすべてではない

・あらかじめ DNAR（蘇生行為は行わない）が合意されていても、ACP（アドバンス・ケア・プラニング）が書かれていても、その通りにしさえすれば良いとは限りません。最期の事態は、まだ症状が深刻でない時の患者さんや家族（そして医療者）の予測とは多少なりとも異なります。その場になって、家族の気持ちが変わることもありますし、どうして良いかわからなくなることも少なくないでしょう。

・DNAR が合意されていても、短時間最小限の蘇生行為を行うほうが良い場合もあります。その場の家族の言葉や「雰囲気」・状況に応じて適切と思われる医療行為を行います。あらかじめ書かれたものはあくまでも参考資料であり、大きな方向性はそれに準拠しますが、逐一「書いていた通りにしているのだから文句ないでしょう」ということではありません。

　　「『何もしない』って、本当に何もしないんですね。たしかに私たちが選んだことだけれど、心臓マッサージもしてもらえなかったんですね」とあるご家族が言われました。急変の知らせを受けて病院に来た家族が目にしたものは、ベッドの上にポツンと置かれていた亡骸でした。家族は「器械をつないで延々と治療することはないけれど、最後までていねいに接してくれるだろう。家族が集まるまでくらいは蘇生処置をしてくれるだろう」と思います。家族は、手を握り見守る中で、親しい人の死を宣告されたいと思います。いくらかの曖昧さ・融通無碍さは、終末期のケアに欠かせないと思います。

　DNAR は医療者の手間や迷いを減らすためのものではありません。患者さんの最期に「蘇生（治療）をしなくてもよい」と決断するとき、家族はつらく複雑な思いを抱えています。その家族の思いを和らげ、患者さんの最期を満たされたものとするためには、私たちには行うべきことも迷いも増えるはずです。必要なのは「患者さんが DNAR を正しく理解するまで説明する」ことではなく、私たちが「患者さん・家族の気持ちに思いをいたす」ことです。

そっとしておく

　家族は、「取り乱している」「混乱している」「嘆き悲しんでいる」「長い闘病の過程で覚悟ができていて、悲しみながらも落ち着いている」「看病に疲れ、むしろ幾分かほっとしている」などいろいろな状態にあるでしょう。

　家族はこの混乱の中で、その人の死を受け止め、自分とその人との関わりを見つめ直していますから、そっとしておきます。遠巻きにしてそっと見守るような感じの時間をしばらくの間は保つようにします。

さりげない慰め・いたわりの言葉を

　さりげなく慰めやいたわりの言葉をかけるようにします。
・長い病気の後の死、突然の死というようにさまざまな状況があるでしょうが、それに応じた言葉をかけるようにします。
・人間の死はどのようなものであれ受け入れるしかないことですから、それを受け入れて落ち着けるように話さなければなりません。

　「・・・しておけば良かったのにね」というような過去を後悔せざるをえなくなる言葉や、「また良いこともあるから（次の子どものことを考えよう）」と悲しみをそらすようなことは言うべきではありません。
　「あれで良かったのよ」とか「楽になって良かったですね」「年だから天寿ですよ」というような言葉は医療者の方から言う言葉ではありません。家族がそのように言う時には黙って頷くか、「そうですね」というくらいにします。「それはそうですが」とか「でも、もっと生きたかったでしょうね」などと、相手の言葉に異を唱えることには意味がありません。

・事故や救急疾患で突然亡くなった場合など、遺された人には悔いや自責の念が長く残ります。できれば、少しでもそのような思いを和らげられるような言葉をかけます。

「お家での介護（育児）に問題があってこうなったのではありません。誰にでも起きうることです」「介護（育児）をとてもよくなさっていたのですね」「これより早く病院にお出でになっても、事態は変わらなかったと思います」

たとえ事実であっても、以下のようなことは言うべきではありません。「運が悪かったですね」「もう少し早く受診していれば」「注意が足らなかったのではないですか」

・この事態を自分たちが悲しみ悼んでいるということを、素直に言葉にすれば良いと思います。そっと涙するのは良いことですが、医療者がわあわあ泣いてしまったら家族は困惑してしまいます。

不快な思い出をつくらないように

この最期の時に、不快な思い出をつくらないようにと心がけます。

・事務的なこともいくつかお願いしなければなりません。会計についても説明しなければなりません。霊安室へのご案内もしなければなりません。どのような場合にも静かに、礼をつくします。

・病気の説明や解剖の依頼に際しては、客観的な説明だけではなく、患者さんの闘病生活を誉め、家族のこれまでの看病をねぎらう言葉を添えます。「私たちは万全の医療をしてあげた」というような印象を与える言葉を言うべきではありません。

・解剖はいかに医学的に必要と思われる場合であっても、押しつけられたという印象を与えないように配慮します。遺体が「傷つけられる」ことに同意するということは、家族にとってはつらいことです。「つらいお気持ちはよくわかりますが・・・」「医学の進歩のために」というような言葉だけでは寂しいものです。その人の死を私たちが心から悲しみ、申しわけないけれども解剖をさせていただくという姿勢が必要です。

・警察の介入が必要な場合、「あとは警察の担当で、私たちはもう関係あ

りません」などと言うのではなく、その死を悼みつつ「申しわけありませんが法的に定められたことなので・・・」のように話します。

周囲の雰囲気に気を配る

　周囲の雰囲気にも気を配ります。現場の医療者が人の生－死ということにいつも畏敬の念を持ちながらケアしていることが基本です。

・ナースステーションやカンファレンスルームで医師や看護師が大きな声で冗談を言っていたり、大笑いしたりするのは不謹慎です。TPO のセンスが疑われ、医療者としての資質が疑われます。

　　自分の子供が亡くなった時、病棟職員の笑い声がいちばんつらかったという人（医師）がいました。

・病棟では他の患者さんや家族の人も、その人の死に動揺してしまうことが少なくありません。
　何もなかったかのようにみんなで素知らぬふりをすることもあるでしょうが、話題にする場合には「ああだった」「こうだった」「あなたとは違うから大丈夫」などと言うべきではありません。「残念でしたね」と言うくらいに留めておきます。その時に、大笑いが聞こえたり、あまりに平然と死を意に介していないような雰囲気だと、患者さんは「自分のことも、この程度にしか考えてくれないのか」と思うかもしれません。

移送とお見送り

・ご遺体の移送については、多くの人の目には触れない時間帯や順路を選ぶようにします。
・ご遺体がお帰りになる時には、受持医あるいは看取った医師・看護師はお見送りをするのが原則です。他の仕事のために医師が見送れない場合には、できれば当人がその旨をお話してお詫びします。
・お見送りや焼香に際しては、身だしなみをきちんとし、マスクや聴診器を外します。

「患者の死を見届け、しっかりお別れをすることもまた、医師の大切な仕事であると思う」(岸本寛史『緩和ケアという物語－正しい説明という暴力』創元社 2015)

急変を連絡する場合

・病院から患者さんの家や携帯電話に電話をかける場合、相手の人は「病院から」という言葉だけでドキッとします。せかせか話さないようにします。
・留守番電話の場合は要点を簡潔に述べます(「折り返し電話ください」だけでは不安です)。
・「大変です」とか「大至急来てください」とこちらが騒いでしまうことのないようにします。

「さきほど患者さんの血圧が急に下がって、担当の医師がご家族に来ていただきたいとのことですので、夜分恐縮ですが病棟においでいただけますでしょうか。警備室に声をかけていただいてから、病棟においでください。お気をつけて・・・」

・面会受付や警備室の窓口には、あらかじめ当該部署にそのような方が来院なさる旨を伝えておきます。窓口で声をかけた時に、職員に「伺っています」と言ってもらえるだけで、少し落ち着きます。

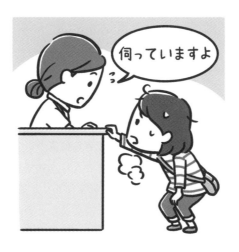

2 苦情・クレーム

病院はクレームの温床

　患者さんの苦情やクレームに出会わない医療者はいません。しかし、患者さんの訴えが強いからというだけで「クレーマーだ！　業務妨害だ！　警備員を呼んで！」というような事態になるとしたら、それは、患者さんにとっても、医療者にとっても、病院にとっても、不幸な事態です。

　患者さんから「罵詈雑言」を浴びせられると、「患者サービスなんてしていられない」「もう、いやだ」と誰でも思います。それに、患者さんからの非難は医療者には「不当」だと感じられるものが多く、実際にも患者さんの「勘違い」「聞き違い」ゆえのものが少なくありません。「ほんの手違いなのにそんなに怒らなくとも」と思うこともあります。「疑いすぎ」「言いがかり」「わがまま」「この人にだけ、そうするわけにはいかないのに」と感じてしまうものもありますし、病院のシステム上どうしようもないこともあります。

　でも、患者さんには患者さんの思いがあります。患者さんは「こんなに具合が悪いのだから、もうちょっとなんとかしてほしい」と思って、いろいろ訴えます（医療者から見れば「過剰な要求」です）。

　患者さんが医療者の言葉を自分流に解釈して、その「勘違いした」理解から苦情を言ってくることがあります。医療者にとっては「的外れ」「理不尽」なものとしか思えません。

　病気になることで、人は誰もが孤独になり不安になり、不安のためについ叫んでしまいます。**病いは人を怒りっぽくします。**怒りや不信の火種は至る所にありますから、たまたまそこにいた人が怒鳴られます。

　「非常識な人」「社会的常識に欠ける人」「極端な自己中心の人」は、病気になるとその傾向に拍車がかかります。

　クレームを言う人も、言うことによって**さらに傷ついています。**荒い言葉にさらされる医療者が、そこまで気にすることは困難です。

　医療者は、クレームを言う人のことを「異常な人」と受け止めがちですが、苦情・クレームは私たちがなにげなく行っていることの問題点を明らかにしてくれる鏡でもあります。そこは、さまざまな改善点の宝庫です

一人のクレームの後には、同じような思いを抱きながら黙っているたくさんの人がいます。黙っている人には問題がないというわけではなくて、その人たちも「黙って耐えているということをわかってほしい」と願っているものです。クレームはそのような人たちへの目配りを可能にしてくれます。

苦情・クレームへの対応

訴えられた苦情については、訴えられたところで対応しなければなりません。相手の人の意向を伺い、その人の思いに沿って不満を和らげていくしかありません。訴えていることは事実とは異なっているかもしれませんが、不満や怒りを抱いていることは動かしがたい事実です。よく話をうかがう、非があればお詫びをする、適切な対応を速やかにとる、ということが原則です。相手の人と一緒に解決策を探っていくことが〈クレーム対応〉です。

一人で対応する必要はない

・このような時、「自分にも落ち度がある」と思ったり、「他の職員に迷惑をかけたくない」「この程度なら、自分でなんとかできるだろう」と思ったりして、一人で頑張る人がいます。でも、**一人でなんとかしようとしない**ことです。〈応援〉を求めることは、恥ずかしいことでもなんでもありません。上位の人でなくても良いのです。部下でも、後輩でも，他職種でも、ともかく誰かに立ち会ってもらいます。第三者的に、冷静に仲介してくれそうな人に頼めるとなお良いでしょう。
・相手の人が「なんだ、みんなが寄ってたかって」と言っても、「大事なことなので、みんなでお話を伺いたい」などと説明して、怯まないことです。相手が多数ならば、こちらもそれなりの人数で対応します。

対応で心がけたいこと

とりあえずは「やり過ごす」

苦情・クレーム・非難の嵐が襲ってきたら、とりあえずは「やり過ごす」しかありません。「ごまかす」「聞き流す」という意味ではなく、相手の人の

言い分を聴くということです。

・どの部署の職員に対する不満や苦情でも、そのことを訴えられた職員は、病院を代表してうかがわなければなりません。「自分のせいではない」「責任は別の部署（人）にある」「私に言われても」というような言葉は格好の攻撃材料になります。適切な担当者がすぐ対応できるようなら、その人に対応を依頼して、相手の方を当該部署までご案内します。

・「話を聞いてあげる」「仕方ないな」「嫌だな」「逃げ出したいな」という雰囲気があると、相手の人はすぐに察知します。そのように感じた人はますます対立的な身構えをとりますので、せっかく話を聞いているのにかえって対立が深まります。そのことで医療者は相手の人について「嫌な性格の人だ」という思いを深めることになります。

・共感的な言葉は役に立ちます。それは、相手の意見に同意することではありません。

「お気持ちはごもっともです」「それではお困りになったでしょうね」「ご心配でしたでしょうね」。

相手の人の話に理解を示す

「・・・・ということがご心配だったのですね」「・・・に迷われたのですね「・・・にお手間をおかけしてしまったのですね」（この「ね」は、親しみの「ね」でなくてはなりません。）

・抽象的な非難に対しては「具体的にはどのようなことがありましたでしょうか」と伺います（患者さんの言うことに逐一反論や言いわけをしたりはしません）。

・謝るべきことがあれば（かならずなにかあります）、そのことについては謝罪します。

「ご不快な思いをさせてしまい申しわけありません」「お手間をとらせてしまい申しわけありません」

　謝罪がますます火の手を大きくすることもありますし、謝罪の仕方が気に入らな

いと言われることもありますが、しないよりは効果があります。

・苦情が法外なものでなく、病院になんらかの問題がある場合には（弁解の余地がいくらあっても）まずよくお詫びします。お詫びの言葉は、早いほど効果的です。いろいろ弁解した後であったり、相手に言われて渋々お詫びしたりするのは逆効果です。
・お詫びの言葉は、「すみません」ではなく「申しわけございません」「申しわけありませんでした」「失礼いたしました」です。
「すみません」「ごめんなさい」の連発は、心からの謝罪とは受け取ってもらえません。
「気分を害されたのなら、お詫びいたします」「誤解をさせてしまい（しまったのなら）、お詫びいたします」というような言い方は、好ましくありません。気分を害しているからの苦情なのに、責任は相手にあると言っているからです。

相手の間違いを指摘しても

・患者さんの言っていることの「間違いを正そう」「誤解を解こう」「道理をわかってもらおう」というところから始まる試み＝**説得や反論・弁明はたいてい失敗します**。そうした言葉は、「言いわけ＝自己弁護」「責任回避」「職員のかばい合い」と取られてしまいます。自分のことを「無知」「蒙昧」と思っているなと感じたら、ますます腹が立ちます。
・性急な反論は逆効果でしかありませんし、なだめても通じません。その怒りが少し静まるのを待つしかありません。このような時には、少し身を離して、ともかく相手の人が話し終わるのを待ちます。患者さんと自分とが対峙している構図を上から見下ろしてみると、いくぶんかは落ち着いて時をやり過ごすことができるかもしれません。

怒りの言葉を聞くのはつらいけど

・自分の怒りの大きさを表すために、過大な要求をする人もいます。過大な要求をする人の中には、相手の「譲歩」を引き出す交渉術として言っている人もいます。どちらの場合も、「理を尽くしての説明」はすぐには受け入れてくれません。

患者さんが訴えている言葉はしばしば**「うなり言葉」**（S. ハヤカワ）です。

　　「うなり言葉」とは「ウザイ」「裏切者」「異常だ」のような言葉、さらには人の悪口全般を指し、怒っていることを表すだけの言葉です（藤澤伸介『言語力　認知と意味の心理学』新曜社 2011）。疑問形をとったうなり言葉もあるそうです。

　　うなり言葉自体にはあまり意味がないので、字義通りに受け取って反応したりするとかえってややこしいことになりがちです。浮世満理子さんは「文句を言ってくる人はストローク（やりとり）を求めている。」「マイナスのストロークによって傷ついた人は、その人自身もマイナスのストロークを多用してしまう」（『プロカウンセラーのコミュニケーションが上手になる技術』、あさ出版 2008）と言っています。

　　攻撃的ストロークでしか自己表現できない人・「助けて！」を表せない人もいます。感情のコントロールがうまくできないために、怒鳴ったり、攻撃的な態度をとることしかできない人もいます。

・「売り言葉に買い言葉」、荒い言葉や汚い言葉を使わないようにします。このような言葉を使うと、こちらの話す内容も整合性の取れていないものになりがちで、後からそのことをさらに非難されてしまいます。
・怒りは不安から生まれていることが多いので、その不安に共感することで怒りが和らぐことがあります。

　　「とてもご心配なのですね。この症状はつらいですものね。あらためて、これからどのようにしていけばよいか、ご一緒に考えさせていただけますでしょうか」

・怒るためにはエネルギーが必要なので、ある程度の時間がたてばエネルギーが枯れてきて、患者さんの怒りは少し沈静化します。話を遮っての反論や弁解は、怒りのエネルギーを供給し、沈静化を遅らせてしまいます。
・「間違いを正す」「誤解を解く」のは、「逃げずに誠実に対応している」医療者をみているうちに「自分の方にも間違ったところがあるのかもしれない」「ずいぶん言ってしまった」と相手の人が気付き、こちらの話を聞いてみようと落ち着いてからのことです。それも、その人の話に沿って、軌道修正を促すような質問などを行うことによって、自分自身で気

付いてもらうように話を進めます。「そこは勘違いです」「あなたの間違いです」というような言い方ではなく、「お話をもうすこし確認させていただきたいのですが」というようにして会話を進めていきます。

- 「事実の確認」「正しい説明」だけでは「苛立っている」気持ちが放置されたままです。怒っているときや悲しんでいるとき、人は「理性的」ではありえません。たいていは自分でもそのことはわかっているので、そのような自分に「理性的」であることを求められること自体、不愉快です。

事実がわかるまでは

- 訴えている内容の真偽はまだわかりませんので、その内容を客観的事実として会話を進めるべきではありません。「ほんとうですかあ？」などと言ってもいけません。
- 過去の事実についてのクレームの場合、人の記憶は絶えず変わり続けるので事実を詳細に検証して、「言ったこと」「あったこと」を確認しても、それで事態が変わることはまれです。時間の経過の中で記憶は変容しており、そのときの録音テープや動画があっても現在の「記憶」のほうが勝ってしまうこともあります。事実確認は必要ですが、事実確認するときに相手の非や勘違いを責めるような態度をとれば事態を一層悪化させてしまうでしょう。「窮鼠、猫を噛む」ように、攻撃されてしまうかもしれません。

「『記憶内容』は、『記憶』の膨張、収縮に応じて、根本からその内容を変え続ける」「記憶となった過去は、いつも現在の行動に対して現存している」（前田英樹『ベルクソン哲学の遺言』岩波書店 2013）

「責任逃れ」は言わない

- 不満や苦情に対して、「言いわけ」「責任逃れ」ととられるような説明は避けます。病院には落ち度がないというような言い方は、ほとんどの場合、火に油を注ぐことになります。
- 「仕方がないことです」「良くあることなんです」「みなさん、我慢していらっしゃいます」などと言われて引き下がる人はいません。このような言葉はますます怒りを大きくします。

- 「責任は私の診療科ではなく、○○科が悪いのですが」「悪いのは・・・の○○です」「病院のシステムが悪くて」などと言うと、「病院全体の責任だろう」とかならず言われます。「わかっていたのなら、どうしてあなたが改善に取り組まなかったのか」と言われてしまうかもしれません。
- その人と一緒になって、その人が責めている職員や病院のあり方を非難したりしても、怒りは増すばかりです。
- 当事者が「自分も経験が少なくて」というような弁解をすることも好ましくありません。「だったら、どうしてはじめから経験のある人がしてくれなかったんだ」と言われます。

その場で解決できるものは迅速に対応する

- 「待たせすぎ」「順番が違う」「私の診察にかける時間が短い」「医療費がこんなに高いとは思わなかった」というような**システム上の問題**の場合には、「申しわけありません」と謝罪し、事情を確認の上、丁寧に説明し、善後策についてお話しします。
- 比較的「軽微」で、解決できそうな問題は、できるだけその場で解決します。

「・・・おっしゃることはよくわかります。お怒りはごもっともで、大変申しわけありませんでした。担当の者にはこちらからそのようなことを繰り返さないようによく申し伝えておきます。担当の者はおそらく『・・・・』ということをご説明したつもりだと思いますが、確かに言葉足らずで大変失礼いたしました。改めてご説明させて戴きますと・・・・・・ということになっておりますので、おわかり戴けましたでしょうか。また何か至らない点がございましたら、どのようなことでもお教えください」

「それはご希望のようにお手伝いできると思いますので、こちらで担当の部署に私のほうから話してみます。申しわけありませんが、おかけになってしばらくお待ちください」

「貴重なご意見をありがとうございました。全職員に（担当部署に、上層部に）ご意見を伝え、改善の資料とさせていただきます」といった言葉を添えます。

診療内容についての不満

・診療内容についての不満については、当然、医師や看護師が説明します。
・医師と看護師とで説明に食い違いがあると、些細なことでも問題視されますから、事前に確認しておきます。
・診療ミスなど医療側に明らかな非があった場合には、「私（たち）の誤りです」「申しわけありませんでした」と心からの謝罪が必要です。ただし、「謝れば許してくれるはずだ」「許してもらうために謝っている」「少しでも責任を軽くしたい」と思うべきではありません。そうした思いはかならず言葉の端々に漏れ出し、そのことを感じ取った患者さんとの間の溝は深くなります。
・医療者側の非によるとは言い切れない場合には、「このような事態になって残念です」「お役に立てなくて申しわけありません」のような言葉（「遺憾の意」の表明）にとどめます。その上で「事実関係を調べさせていただきたい」と提案します。
・相手の人が要望に対応することが困難な場合、「無理です」「規則で駄目です」というような返事は怒りを大きくするばかりですが、言いなりになることは好ましくありません。「私の一存では決められないことなので」「私の力不足で申しわけないのですが」というような言葉から始めます。

話がこじれるような時には

・話がこじれるような場合（15 〜 30 分以内に解決できない場合）には、場所を変えたり、上位者・責任者が当事者と交代したり、日を改めたりします。
・話が長くなる場合には、できれば録音をします。「あとで『言った、言わない』の行き違いを避けるために」と説明して、相手の人に了承をとります。相手の人の録音も認めますが、動画撮影はお断りします。

深刻な事態の場合には

・医療事故（ミスとは限りません）の場合など深刻な事態では、謝罪するかどうか、どのように説明（謝罪）するか、補償について説明するか、

などについて、かならず事前に責任者や医療安全管理者・患者相談窓口担当者などと、これからの方針について確認します。できるだけ速やかに責任者や管理者などと相談し、当事者や直属の上司だけで頑張らないことです。事後の対応についての説明は、責任者から行われる方が良いでしょう。

・補償や医療費減免を求められる場合などは、当事者が診療部長であっても副院長であっても、現場で即決してはいけません。「病院としての対応を検討してもらうために、医療安全対策室に報告しなければならない決まりになっています。しかるべき会議で検討の上、その結果をあらためて担当部署からご連絡させていただきます」のように説明します。

・「医者をクビにしろ」のように相手の要望が理不尽なものや、システム上許容できないものの場合、「社会的にそのような対応は難しいのです」「病院の方針がありますので、お約束しかねます」のように拒絶します。

・「SNSで拡散してやる」、「身内に新聞記者・弁護士がいる」「訴えてやる」といった脅しには、取り合わないことです。「どうぞご勝手に」ではなく、「ご理解いただけないことは残念ですが、私どもがとやかく言えることではありません」と言って打ち切ります。

・職員への暴言の連発、暴行、土下座などの強要は犯罪ですから、警察の協力を求めるべきです。ただし、きつい言葉を一言聞いたとたんに「暴言だ」と言ったり、肩をふれられただけで「暴行だ」と言うような対応は事態を悪化させるだけです。その意味でも、一人で対応しないことです。

・相手につられて感情的になって、つっけんどんになったり、声を高くしたり、不満そうな表情を示すことは絶対にしてはなりません。

医療側に非がある場合は

・当事者がそこにいるのであれば、可能であれば少なくとも一度は当事者が相手の話を聞き、謝罪する方が良いと思います。しかし、当事者が混乱している場合には、その場から外す方が良いこともあります。当事者としての謝罪や遺憾の意の表明がすんだら席を外させるという方法もあります。そのような場合には、相手の人に事情を説明し、後ほど当事者が落ち着いたら改めてお詫びする（お話をうかがう）旨を説明します。

しばしば「当事者から一度も謝罪されていない」と非難されることがあります。

・上位者・責任者がそばにいて、当事者と一緒に謝罪することには、相手の怒りを和らげる力があります。しかし、上位者・責任者がいやそうに謝罪したり、「こいつは困った職員なんです」という雰囲気を出すようでは、逆効果でしかありません。

報告できる風土を

・クレームについては、それが簡単なもので相手の人が納得して解決した場合でも、責任者には報告します。それは、サービス改善の資料になりますし、別の視点から問題にアプローチすることも可能にするかもしれません。報告を受けた責任者は、ねぎらいの言葉をかけたうえで、問題点を話し合います。

・クレームと関わった職員に対して、上司や責任者は、まずお礼の言葉をかけ、ねぎらい、その後の勤務体制や精神的なケアの体制について配慮します。

（本項の一部は、荒田智史「なぜクレームするの？　どう応じればよいの？」連載コラム　シネマテラピー　2018.12 を参考にしました）

モンスターと決めつける前に（　　）内の言葉は、社会心理学の用語です。

　患者さんからの訴えが異常に強いと感じられ、「モンスター患者だ」と叫びたくなる時は間違いなくあります。

　私たちは、このような事態の原因をしばしば患者さんの個人的資質＝性格の問題と考えてしまいます。私たちは「悪いこと」の原因は相手の性格に求め（対応バイアス）、同僚である医療者の言動については好意的に考えてしまいがちだからです（内集団びいき）。そして、「問題患者」としてその患者さんを見てみると、ますます問題と思われる言動だけが目に入り（悪くないところ・良いところは心にひっかからない）、「やっぱり」と思います（確証バイアス）。そればかりか客観的に見れば問題がない言動も、悪意からのものと受け取ってしまいます（錯誤相関）。

　でも、患者さんには患者さんの思いがあります。

　患者さんはこれまで、医療者に悪く思われないようにと医療者に歩み寄り、医療者に合わせようと努力してきています。医療者の言動に不愉快なことがあっても、多少の手違いがあっても、我慢しています。言いたいことはいっぱいあっても、控えています。

　「もっと私のことを見て」「病人としてだけ見ないで」「私を見捨てないで」「いらいらに付き合って」「私を大事に扱って」と誰もが思いますが、その思いが十全に満たされることはあり得ないのですから、本人の意識としては我慢の連続です。それなのに、「自分の話をちっとも聞いてもらえなかった」「『つらい』『不安だ』と訴えても軽くあしらわれてしまった」「敬意を払ってもらえなかった」「医療者の説明は難しくて、さっぱりわからなかった」といったことが積み重なってきたとき、怒りでしか自分の思いを表現できなくなる患者さんがいます。医療者に対して、いったんこのような不快感を抱いてしまうと、それからなにか違和感を抱く出来事に会うたびに、「やっぱり」と不快感が増します（初頭効果）。回数が重なると、医療者への嫌悪感がしだいに強くなります（これも確証バイアスです）。

　こうした雰囲気はすぐ医療者に伝わり、医療者はその患者さんのことを「問題患者」と思います。患者さんは「問題患者」として見られていることをすぐに感じとりますので、そのことで苛立った言動をしてしまい、その言動からますます「問題患者」と受け取られてしまうことになります（自己成就的予言）。

　患者さんも不快感を抱かされた医療者を「問題医療者」として見ることになりますから、その医療者の一挙手・一投足を厳しく見つめることになります。「また何か言われるのではないか」と思う医療者は緊張しますので、そのためにまた不手際を起こしてしまいます。「どうして、あの人が担当する時ばかり問題が起きるの？」という事態がしばしばみられますが、これも自己成就的予言の実現です。

　他人を攻撃することが〈病〉の症状である人たちも確かにいます。でも、人は誰でも（私たちも）いろいろな状況から**「モンスター」になりうる**のです。「病む」という事態は、そのようなことが起こりやすい状況です。病的ではない普通の人を「モンスター」に変えてしまったのが、医療者の言動でない

という保障はないのです。話を聞いてもらえない経験や希望に全然応えてもらえない経験をした人は、誰でも大きな声を出すしかありません。患者さんは、「もうこれ以上は我慢できない」と、堪忍袋の緒が切れてしまったのかもしれません。それなのに「モンスター」と言われ、警備員や警察が呼ばれる事態となれば、本格的なモンスターになるしかありません。「モンスター」になりうる**普通の人を「モンスター」にしないためには**、相手の人に敬意を払ったコミュニケーションが欠かせません。

『風の谷のナウシカ』（宮崎駿）の住む小国は、地表の大部分を占め、有毒の瘴気を発する巨大菌類の森＝腐海から侵入してくる胞子を排除するために全力を注ぐのですが、それでも腐海は徐々に広がっていきます。でも、ナウシカは、人が忌み恐れるこの植物をこっそり地下室で育ててみて、それが清浄な水と砂で育てると瘴気を発しないことを発見します。瘴気を発するのは、この植物が繁殖する土そのものに問題があったからなのです。もし患者の起こすトラブルがまるで災厄のように感じられ、私たちが息苦しくなるとしたら、ナウシカのように"病院"という世界の水と砂に原因があるのではないかと考えてみることはできないでしょうか。声を荒げる人をモンスターと呼ぶ前に、私たちが清浄な土を用意できているか、振り返って見たいと思います。

精神科などの医療的な対応が必要な人もいます。「人格障害」と簡単に決めつけることは好ましくないことですが、そのような人についての知識も必要になる（コンサルトする）のが医療の現場です。患者さんの身になろうと一人で頑張りすぎる人は、そのような人から「操作」されてしまいがちです。

苦手な人には丁寧に

誰にでも「苦手」な患者さんはいます。「いやだな」と感じてしまう患者さんもいます。「社会的に問題がある」（と感じてしまう）患者さんもいます。人間ですから、好みがあることは仕方ありませんし、そんなとき、苦手意識をなくそうと無理をしすぎると、疲れてしまい、結局関係がぎくしゃくしてしまいます。好みをなくす必要はありませんが、**自分の好みの傾向をわきまえ**、患者さんを印象で見ている部分のあることを自覚しておくことは大切です。

- 誰でも、自分と同じような考えの人、同じような言動をする人のことは、好意的に考えます。
- 自分が意識的に行わないようにしている言動を行う人のことは、否定的に考えます（「なんて下品な」「何を気取って」）。
- その人の言動が、ほんとうは自分がとりたいものであり、それをふだんの自分は「抑えて」いるような場合には、そのような言動をとる人に対しては評価がとても厳しくなります。
- 自分がしたいと思っていることができている人をみれば、その人のことを過大に評価してしまう人もいますし、いっそう否定的に見てしまう人もいます。
- 自分が成し遂げたと自負していることができない人をみれば、過少に評価してしまいます（「為せば成るのに、努力不足だ」「他人や環境のせいにして」）。

自我防衛の知識は、こんな時にも役に立ちます。

- 生き方でも趣味でも、話し方や笑い方でも、体型・容貌や動作でも、自分の好みの人のことは好意的に、自分の好みでない人のことは否定的に考えがちです。
- 社会的に問題を抱えている人、特定の病気の人とつきあうときにはどうしても身がまえてしまいがちです。
- なにはともあれ「合わない」人もいます。
- クレームを受けたとき、病院の人間はどうしても「変な人ではないか」と警戒してしまいます。その感覚は態度や言葉の端々に滲み出てきます。本人は隠しているつもりでも、患者さんは、アンテナの感度を研ぎ澄ませていますから、すぐ感じ取ってしまいます。「自分たちのことを胡散くさいと見ているな」と感じてしまったら、声が荒くなり、要求を大きくしてしまいがちです。医療者はそういう事態に「やっぱり」という思いを強めます。

「苦手だ」「ダメな人だ」と感じた患者さんのことは「無視する」「軽くあしらう」、「その人の診察を避ける」「その人のところに行くのを避ける」という対応になりがちですが、そこで普通の場合の**「倍くらい」丁寧に付き合う**ようにします。誰とも同じように付き合っているつもりでいても、「苦手

な」感情は体から沁み出してしまいます。好き嫌いの感情は、かならず態度や雰囲気に表われます。患者さんはその感情を絶対に感じとり、医療者に対して不快感をかかえた言動をとりますから、悪循環が始まります。

　こちらが、普通の場合の「倍くらい」丁寧に付き合っているつもりになったときに、やっと当の患者さんから「（この医療者は）誰にでも同じように接する人だ」と認めてもらえるのです。そのように付き合うと、私たちにも患者さんは違って見えてきます。日常の診療でもクレーム対応でも同じことです。

コラム

　ある日突然、誰も会ったことのない患者の親戚が、重い病気で入院中の患者への対応が悪いと怒鳴り込んできました。医療者は金銭目的ではないかとつい思います。でも、この人がその患者さんからなんども病院についての不満を聞かされていたというのは、ありうることです。自分のことならともかく、他人のことについて不快な話を繰り返し聞かせられることにはイライラするばかりで、この事態を早く終わらせたいと思う時「俺が代わりにガツンと言ってやるよ」と、病院に怒鳴り込んでくることはありえます。周りの人の心も不安に揺さぶられているのです。当の患者さんが不満を言い続けなくて済むような接遇・対応を心がけることが、このような事態を幾分かは防ぎます。

　また、患者さんが亡くなった後に、遺族が「クレーム」のような訴えをしてこられることがありました。お話をよく聞いてみると、それはグリーフワーク（喪の作業）だと感じられました。遺された人は、身内を亡くした混沌とした感情を自分の人生の中で統合していかなければなりませんが、その作業途中では周囲の人や医療者に「八つ当たり」するしかないことがあります。いちばん悔しいのは自分のことかもしれませんが、「もっとよくしてあげたかった」という思いを病院への悔しさに乗せてしまうこともあります。亡くならなくとも患者さんに何か不都合な事態が生じると、家族は「もっと早く受診すればよかったのではないか」「何かもっとしてあげることがあったのではないか」「この病院を選ばなければよかったのではないか」「自分たちの介護が良くなったのではないか」などと、自責の念に包まれます。その念につき動かされていると思

われるクレームをしばしば見聞きします。自宅療養中に「誤嚥性肺炎」という病名がつけられれば、自分たちの介護が悪かったのではないかと落ち込む家族もいます。

　混沌を癒してくれるのは時間しかありませんが、（「八つ当たり」された）医療者の対応によって、その作業がとんでもない迂回をすることにもなれば、軟着陸が容易になることもあるのです。患者さんが亡くなったあとのクレーム対応にはグリーフワークへの目配りが欠かせないと思います。

　病的な悲嘆反応について（S. リンデマン）　丸山久美子『医療心理学特講』ブレーン出版 2007

医療事故が起きてからのコミュニケーション

　医療の場で事故（事故はミスと同じではありません）が起きたとき、医師の説明が患者さんに「通じない」ことがあります。そのようなとき、医師は「患者というものは、論理の通じない感情的な存在で、いくら説明してもわからない困った存在だ」「この家族に何か問題があるのではないか」などと思ってしまいがちです。

　でも、**これまでの付き合いで、患者さんから信頼されていなければ、どのような謝罪や説明も受け容れられることはありえません。**

　それまでの診療の過程で担当医に対して、「言葉づかいが悪い」「敬語も使わない」「態度が悪い」「十分話を聴いてくれない」「十分説明してくれない／説明がわからない」「失礼な話し方だ」「思いやりのない言葉／態度だ」といったことを患者さんが感じていれば、事故発生後の医療者の説明は耳に入りません。

　事故が発生すれば患者さんはそのことで頭がいっぱいになり、医療者の説明はほとんど耳に入りません。まして、これまでの医療者の言動によって不信感を抱いている場合、事故発生とともに、不信の元となったそれまでの医療者の言動への記憶がいっきに思いだされます。「あんな人だから、ミスをしたに違いない」と思います。怒りが噴出し、医療者の言葉に耳を貸す余裕はなくなります。

事故の説明や謝罪のときに限って、医療者は敬語を使い、丁寧な言葉で説明し、態度もいつになく丁重になります。その態度が普段と全く違うものであれば、患者さんや家族は説明を聞いているあいだずっと、その**落差**を「疚（やま）しさゆえの丁重さ」と考えて、「きっと医療者の落ち度なのだ」と疑心暗鬼になるばかりです。「あんなにふだんは偉そうにしていたのに」「ふだんはちっとも話してくれなかったのに」「きっと疚しいところがあるから、こんなに丁寧なんだ」という思いで頭がいっぱいになってしまいます。「想定外のことです」「原因不明です」「合併症です（ミスではありません）」などという言葉は耳を素通りし、説明が終わったところで「先生、ミスだったんですね」と言います。

　医療者にしてみれば「あんなに丁寧に説明したのに理解されない」「こちらを責め続ける」と思うかもしれません。ふだんと態度が違うからだと医療者は考えません（ふだん通りの敬意の無い接し方をすれば良い、ということにはもちろんなりません）。まして、こんな時の説明なのに、その医者が、白衣をだらしなく着ていれば、貧乏ゆすりなどしていれば、きちんと頭を下げられなければ、患者と目を合わせようとしなければ、そして、腕の高級時計でも目に入れば、話など聞いてもらえるはずがありません。

　「事故が起きた」とき、それまでのお付き合いの質が明らかになり、その時の患者さんの反応はこれまでのお付き合いの総決算です。それまでのお付き合いを患者さんが不快に思っていれば、どのように「上手に」接しても回復は困難です（しばしば逆効果です）。出会った時から気軽に話しあえる良いコミュニケーションができていれば、事故のリスクは減りますし、事故に伴う被害や傷を小さいものに留めてくれます。

　医療事故後であっても、長い時間をかけて、頑張ってきちんと付き合い続けることで信頼が生まれることはあり得ます。自分の処置によって大きな合併症を起こした若い医師は、どんなに責められても患者さんの病室を毎日訪室し続け、退院の日に感謝の言葉をもらいました。でもそれは、この医師が、出会いのときから丁寧に患者さんと付き合い続けていたからこそ、このような結末にたどりつけたのでした。

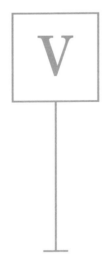

コミュニケーションは
医療の本質・サービスの基盤

医療のプロフェッショナリズム

　プロフェッションとは「神から委託された崇高な使命を持つ専門職業人であり、『利他的』『奉仕的』な職業倫理に基づいて行為する専門職業人である。具体的には、宗教家、法律家、医師、教師のことである」という説明を聞いたことがあります。最近では、「神から委託された」は影を潜め、医療職全般をプロフェッションと言うようになりました。でも、このような定義にはどこか「自分たちの仕事は特別崇高なんだ」という選民的な臭いが付きまといますし、そんな「使命観が必要なのでは仕事をしていられない」と思う人も少なくないでしょう。

　医療職の人は誰でも「利他的」「奉仕的」に生きています。誰でも、病気のためにつらい状態にある人にはなんとかしてあげたいと思います。そのような思いから「（病いのつらさを）助けてくれ」と言ってきた人に「**せいいっぱい頑張ります**」と応じる人は、それだけでプロフェッションの名に値します。私は、わざわざプロフェッションと言わなくとも、エキスパートという言葉で良いと思っています。

　「苦しむ他者の素顔のよびかけに応答しないではいられない感性、それが（E.レヴィナスの言う）ヴァルネラビリティ（傷つきやすさ）です」（栗原彬『人間学』世織書房 2015）

　「せいいっぱい頑張る」ために必要なのは、「**人間**」と「**疾患**」に謙虚であり続けることです。

　身体のこと・病気のことについて医学的に解明されていないことは山のようにあり、病状の推移も一人一人違います。「この病気は、こんなものだろう」「この治療で良いだろう」「まあまあの結果だ」というような態度をとることなく、自分の考えが及ばない広大な身体の世界にどこまでも謙虚であること。「人間」の心の奥深さ・人の一生／人の生活の重さ・かけがえのなさにどこまでも謙虚に、その人の人生を心から尊重すること。この二つの姿勢を守りつづけることはプロフェッションであるために欠かせないと思います。

　救急外来で、軽症と思われる患者さんに「この程度は大丈夫ですよ」「心配のしすぎ

だよ」と言ったり、時には「こんな軽い症状で救急外来を受診してはいけない」と「患者教育」をしてしまう医者がいます。それが重い病気の初期症状のことがあり、そんなときには家族から誤診だと責められます。でも、多くの場合「最初に診断できなかった」ことだけで責められているのではない気がします。救急受診した家族の心配が軽くあしらわれたことや、当面考えられる結論しか言われなかったということが、怒りの原因になっているのだと思います。「重い病気は考えにくいけれど、簡単には否定しないで気をつけて経過をみよう」と、そう考える理由を含めて、ていねいに説明していれば、家族の思いは変わっていたはずです。それが「病気に対する謙虚さ」です。

　病気に謙虚になっている時、患者さんにも謙虚に接するはずです。患者・家族に対する謙虚さが感じられなければ、その医者はきっと病気に対しても謙虚でないと思われます。「謙虚に病気を見ないから、見落とすのだ。その傲慢さは、自分たちに対する態度からうかがえる」と思われてしまいます。病気に対する謙虚さと患者さんに対する謙虚さとは表裏一体のものです。

　謙虚さは自己肯定感（セルフ・エスティーム）が高い時にしか持てませんが、謙虚に人と付き合っていくことが自己肯定感を高めます。医療のサービスを行う人は、まぎれもなくプロフェッションなのです。

医療者自身にかかっている

　医療者は、患者さんの応援団です。患者さんが、その希望する生き方ができるように工夫を重ねて「せいいっぱい頑張る」からこそその応援団です。

　コミュニケーションの目的を、「患者さんの情報を聞き出し、『無知』な患者に合わせて話し、正しいことを提示し、相手の行動変容を促し、医者の考える治療の枠組みに相手を乗せること」と考えてしまうと、患者さんは医療者の操作対象でしかなくなります。コミュニケーション技法という言葉には、そうした下心が潜んでいます [1] [2] [3]。でも、いくら技法を駆使しても医療者が信頼されていなければ、患者さんに言葉は通じませんし、患者さんは変わりません。技法にとらわれてしまうと、相手が変わらない時、「その人が悪い」と勘違いしてしまいがちです。自分の立ち位置を疑わずに、『自分が正しい』という立場に固執していると、患者さんと付き合えなくなります。

　患者さんには、病むと同時に「患者という存在＝医学の枠」に納まりき

らない自分の人生についての思いが湧いてきます。そこからさまざまな希望が生まれます。患者さんは、その人生を自ら回復しようとするのです。患者さんが「自分の希望」を見つけ出し、「自分の言葉」を口にすることを可能にするのは、この医療者は、**自分の言葉を受け止めてくれるに違いない**という信頼です。

　患者さんの希望に少しでも添うためには、医療を微調整したり、少しずらすことが必要になります。自分自身の医療への考え方・見方を絶対視していては、そのことはできません。立ち位置をもう少しだけ flexible にして、「無理」「非常識」「自覚が足りない」「わがまま」「身勝手」「図々しい」「虫がいい」といった言葉で「切り捨てる」ことを控えるだけで、関係も状況も大きく変わります。そんな医療者の姿勢を見た患者さんは、そのことを「意気に感じて」、自ら変わるための一歩を踏み出すかもしれません。医療は、患者さんの人生に合わせて、その人生を豊かにするためのものであって、人々の生き方を「管理」するためのものではありません。

　まず変わらなければならないのは、医療者です。**医療者が先に変わらなければ**、患者さんも変わりません。医療者が変わろうとしていることは言わなければ、相手にはわかりません。「そういうご希望なら、教科書にはこう書いてあるけれど、ちょっとだけ変えてみましょうか。そのくらいの変更では、医学的な結果は変わりませんので」「きまりはこうなっていますが、少しだけなら踏み外しても大丈夫だと思いますよ」「確かにそうですね。でも、それをすることは、今は無理だけど、どんなことなら可能かを一緒に考えてみましょう」「全部は無理ですが、ここまでならできると思います」

　「あなたの方から、第一歩を踏み出さなければならない。まず信頼する、それが相手を動かすことになるだろう」（A. ウエストン『ここからはじまる倫理』野矢茂樹他訳、春秋社 2004）

　どうして良いかわからない時は「もし自分の大好きな人が病気になったとして、そのいのちを今の自分に『委ねたい』と思えるほどのお付き合いを、目の前の患者さんと自分はしているだろうか」と自問してみると、道が見えてくるかもしれません。

1) 「私はかつて、コミュニケーションのように『他者や場との関係によって変わってくる
はずのもの』を、『能力』として個人の中に固定的に措定することを『関係性の個人化』
と呼んで批判した。そこには意思疎通というコミュニケーションしている双方がとりく
むべき問題を、『能力がない』とされる個人の問題に塗りこめて知らぬふりをする『普
通の人』への疑問があった。」貴戸理恵「『自己』が生まれる場」現代思想 45-15　2017
2) 「コミュニケーションを技法と称し、ツールとして用いる。手段化された人間関係の構
築は、相手を対象として冷やかに見つめる観察者、対象を操作する技術者をそだてるだ
けで、生のつきあいを遠ざけてしまう」
川島孝一郎「統合された全体としての在宅医療」現代思想　42-13 2014
3) 「『伝える技術』をどれだけ教え込もうとしたところで、『伝えたい』という気持ちが子
どもの側にないのなら、その技術は定着していかない。『伝えたい』という気持ちは‥‥
『伝わらない』という経験からしか来ないのではないか」平田オリザ『わかりあないこ
とから』講談社現代新書 2012

コミュニケーションは倫理の基礎

　倫理とは「人と人とが関わる」時の「理」ですが、医療は人の「生き死に」
と直接関わる世界で医療者と患者さんとが出会うのですから、私たちは倫
理について日々問われ続けています [1) 2)]。日々の診療の中で、私たち医療者
が患者さんを一人の人間として尊重した関わりを積み重ねていくことによっ
て、患者さんと信頼し合える関係を築くことこそが医療倫理です [3)]。そのよ
うな信頼の上に行われる医療行為は、倫理的なのです。日々の診療の場にお
ける倫理は、**日常倫理**（Daily Ethics）と言われます。倫理は生死にかかわ
る「深刻な事態」や予後不良の病気の診療についてだけ考えることでも、難
しい議論を重ねることでもないのです [4) 5) 6) 7)]。

　患者さんと信頼関係を作ることは良好なコミュニケーションによってし
かできません。倫理とは、端的にコミュニケーションのことであり、人と人
との**付き合いの作法が守られること**だということもできます。言葉だけでは
なく、手や五感を介する日々のケアのすべてがコミュニケーションです。ケ
アは、人が人を支えることであり、お互いに支え合うことですから、関わり
が倫理的な時にしかケアできたとは言えないはずです。

　はじめて出会った時に「わあ、良い人で良かった」と感じてもらえるお付

き合い、そしてその思いがずっと続くようなお付き合いが、医療倫理の基本です。そこから医療者への信頼が生まれ、「こんなふうに付き合ってくれる人なのだから、その人と話し合いたい。その人の意見を聞いてみたい。自分と丁寧に付き合い、その付き合いを通して『なじんだ』（信頼できる）医療者と自分の人生について語りたい、一緒に方向性を決めていきたい（あるいは、自分の人生を任せたい）」と思ってもらえるような付き合いができた時、その患者さんとの付き合いは倫理的なものとなっているのです。

　　逆に、患者さんは、日々の付き合いの中で「いやな人だ」と感じている人、自分が医療者として認めたくない人とは話しあえませんし、そんな人に自分の生死に関わることを語ってほしくもありません。「（あなたのことを）カンファレンスでみんなで話し合いました」と言われたら不愉快ですし、「一緒に話し合いましょう」と言われても、その気になりません。ふだんから自分を尊重してくれていると思えない医療者の下す判断を、自分を尊重してのものと受け容れることはできません。「QOL」「良い終末の迎え方」などと言われても、それが自分のことをほんとうに考えて言われているとは、なかなか信じられません。若い人に、長く生きてきた人間の思いがわかるとも思えません。白衣は信頼を保障するものではありません。もともと、人の「生き死に」に関わることを職業としている専門家というだけでどこか「うさんくさく」、簡単には信じられないのです。

　そのあとの「いろいろ」なことは、信頼できる付き合いが生まれていればなんとかなります。しばしば臨床倫理として語られがちな難治性疾患の課題への対応、終末期の意思決定なども、この日常倫理の先にしか存在しません。極限的な場面での選択は、それまでの患者さんとの付き合いの中でしか選び取れないのです。倫理に「正解」はありませんし、患者さんごとに正解は異なります。その不安定さ、答えのでない「宙ぶらりん」の状態に付き合うのが倫理的姿勢です [8) 9)]。倫理は、選択・結論にあるのではなく、**選択に至るまでの人間関係に生きる**のです。

1) 「他者が出現するという事実そのことがすでに私たちを倫理的実践のうちに巻き込んでいる」とレヴィナスは言う。「[他者] が私との関係に入ること、つまり倫理的関係の成

立である。」E. レヴィナス『全体性と無限』熊野純彦訳、岩波文庫 2005

2) 「N. ノディングス（『ケアリング』晃洋書房 1997）は、公平性と普遍性に則った従来の倫理は個別の人間関係のなかで生きている人間の現実から離れている。相互的な人間関係のなかで相手のニーズを察して、それに応答していくケアリングこそが人間本来のあり方であり、道徳や倫理の基礎なのである。ケアの立場に立てば、道徳的問題は、それが発生する人間関係の個別性に注目して対処しなければならない。人のケアリングとケアしケアされた記憶が、倫理的な応答の基礎をなすのだ」河野哲也『善意は実在するか』講談社選書メチエ 2007

3) 「私たちの生の目的は・・・『在るものを愛すること』だけが、ついにその答えになる。・・・この答えがうまく出るような生への問い方を、私たちは絶えず工夫している方がよい・・・・この工夫に優る倫理の技術はおそらくないだろう。この技術を教える以上の倫理の教育は、おそらくあり得ないだろう」前田英樹『倫理という力』講談社現代新書 2001

4) 「アイリス・マードックによれば（『善の至高性』）道徳とは『私たちは A をすべきか、B をすべきか』といった選択の瞬間、あるいは問いを立てる瞬間に問題になるような何かではない。むしろ、その瞬間にいたるまでの、日々をどう生きるかということが道徳の問題である。」（佐藤岳志『メタ倫理学入門』勁草書房 2017）

5) 「ケア倫理の第一の問題は『どのように他の人に接するか』にあり、人と人との出会いは独自であり、普遍化などできない」「『究極の選択』に追い込まれた時にせざるを得ない『決定』とは『処世術』なのであって、『倫理』ではない。倫理とはもっと手前において思考されるべきものなのである。・・・・そのような場面で取ってしまう／取らざるをえない行為を倫理とよび正当化しようとするのは道徳的詐術である」野崎泰伸『生を肯定する倫理へ』白澤社 2011

6) 「コンテクストを離れて客観的に正しい答えは無いが、選択が行われる特定のコンテクストやその選択に照らして正しい答えは存在する」というコンテクスト相対主義を、マーフィとギリガンが示していることを片瀬一男は紹介している。『道徳意識の社会心理学』北樹出版 2002

7) 「(医療倫理は) むしろ、結局は命に序列や優劣をつけるしかないんだよね、という方向に簡単に流れてしまうのではなく、その場に踏みとどまるための知恵の結集、とでも言えばよいだろうか」玉井真理子・大谷いづみ『はじめて出会う生命倫理』有斐閣 2011

8) 「治療方針を決める上でもっとも重要なのは、・・・医者と患者が同じ目線で、同じ悩みを共有するチームの一員、家族の一員として、命の価値を見つめること」佐々木淳「尊厳死は誰のものか」現代思想　40-6、2012

9) 「信頼できる専門家とは・・・・誰にも答えの見えない問題を『いっしょに考えてくれる』人のこと」鷲田清一『おとなの背中』角川学芸出版 2013

接遇／サービスを教える

　私たちが実践してきた接遇／サービスについて、後進の人たちに伝えることも私たちの仕事です。教育とは〈教え諭す〉ことではなく〈伝える〉ことです[1]。

　医療における知識や技術は時間とともに古くなりますが、一度身についた態度はなかなか変わりません。医療者は、指導されなくとも知識や技術の勉強はしますが、態度は自分の周囲の「態度の良くない」人を見習いがちです。

　知識や技術については他の人に交代してもらったり、応援してもらうことができますが、態度＝患者さんとの関わりは自分一人にかかっています。

　患者さんへの親身な思いが、患者さんの苦痛を少しでも減らそうとして技術の腕を磨き、少しでも早く元気になってもらおうと知識を深め、態度を洗練していく原動力となる、という関係になっています。

教える人の姿でしか伝わらない

　接遇／サービス教育で、講義や演習の果たす役割はわずかです。接遇について、先輩や上に立つ人が身をもって実践すること以上のものは伝わりません。先輩や上司が、本気で良い接遇を実践していなければ、どのような教育も効果をあげません。院長を先頭として上司が率先してきちんとしたあいさつをしないところでは、一般の職員が粗雑なあいさつしかできなくても仕方ありません。上に立つ人々が実践していなければ、「この病院は、本気で良い接遇を『やる気』にはなっていない」と感じて、若い人たちもそれなりの接遇に留まります。接遇は、個人の課題でもありますが、それ以上に**組織の課題**なのです。

成人教育は若い人たちを信頼することからしか始まりません

　若い人たちは、今はできていなくともいつかはきっとできるようになる潜在力をもっていますし、優れたものを持っています。若い人たちはきっと私たちよりも優れたものになるという信頼がなければ、教育に関わることは楽しくない仕事になってしまいます。教育に関わるということは**オプティミストになる**ということです。

「悲観主義は気分のものであり、楽観主義は意志のものである」（アラン『幸福論』神谷幹夫訳、岩波書店 1998）

　若い人への信頼が、その潜在力を引き出します。「こんなことじゃだめだ」というような言葉には、言う人を「満足」させる力しかありません。言われた人にはまず反発が湧きだし、その後の「指導」は耳に入らなくなります。叱責や罵声は、それだけで教育への途を閉ざします。スパルタ式のきつい訓練を受けた人が心から他の人に優しく接することはできませんし、「型」は身についても「型」を超えることはできません。教育は、「私が大切にしていることをどうかわかってほしい」「どうか受け止めてほしい」という**祈り**です。祈りと叱責とは同居できません。

褒める [2] [3]

　問題がある言動をしたと感じたときにも、当人に「どう考えたのか教えてくれない？」「なにがあったの？」というように尋ねることで、自分で考えるように促します。問題点を指摘する場合には、問題がある具体的な行動に焦点を絞り、「だからあなたは駄目なんだ」「一事が万事」「医療者の資格がない」のような人格否定的な言葉や抽象的な言葉を用いるべきではありません。

　できないところをあげつらうよりは、できているところ、努力しているところを認めて、褒めるようにします。良い接遇をしているところを見たら、**その場で褒めます**。「褒めてばかりではだめだ」と言う人がいますが、「まず褒めない」人がいくら厳しく指導しても伝わりません。ふだんから自分の長所を認めてくれている人の指導しか、人は受け容れないのです。

　できないところを逐一「責める」ことには意味がありません。できていないことは、本人もわかっていることが多いので、かえって指摘が耳に入りません。大きな枠組みを守ることは求めますが、細かいことには目をつぶります。直すべきことがあれば、一回には一つだけに絞って、態度を変えるように求めます。こまごまとしたことを窮屈な枠組みに縛るよりは、多少模範から外れていても、患者さんへの「思い」があるのならば、その個性を尊重します。

237

若い人と一緒に考える・若い人から学ぶ

　若い人の言葉に、こちらが「ハッ」とする新鮮な驚きを感じることがあれば、つい足が止まります。その時、若い人の思いに「共感」しているのです。若い人の思いに共感しないで、患者さんへの共感を伝えられるはずがありません。

　患者さんとのはじめの出会いが良ければ、あとは患者さんが医療者や学生を育ててくれます。付き合いを深めてくれます。

　それでも当事者が悩んで立ち止まってしまうことはあります。そんな時こそ、教育の機会です。当事者のとまどう言葉を聞き流さず、とまどう表情を見逃さずに、一緒に悩むことが先に生きた者の仕事です。まずは事態を見守ること、その「涙」や「落ち込み」や「迷い」を基本的に支持すること、そして一言のアドバイスです[4]。長く生き、経験を積んできた人間には、「大丈夫だよ」「良かったね」「たいへんだったね」「それでいいんだよ」「もうすこし待ってみようか」というような言葉しかもう手元に残っていません。その言葉を、タイミングを選んで言うことができればそれだけで十分です。「悩んで立ち止まる」ことのできる人は、**それだけで十分有望**なのですから。

　若い人がお付き合いに没頭している姿を見ることは、私たちの心を躍らせ、捉えて離さないものです。そんなときには、そのことを黙って見守り、その人が壁にぶつかった時に声をかけ、崖を落ちそうなときには、横からブレーキをかけることが指導者の仕事です。自分の思いだけで突き進んでしまわないように立ち止まって自分の感覚を見つめ直すこと（reflection、critical thinking）を促すことは、私たちの仕事です。

　必要な言葉やブレーキを間違えないためには、見守っていることが欠かせません。その人のことを気にかけて見ていても「悩んで立ち止まっている」ことに気付かないことがあります。だからこそ、当事者がその迷いや悩みを気軽に話せる雰囲気をふだんから作っておくことが必要です。どんなことを言っても受け止めてもらえるという信頼がなければ、「悩んで立ち止まっている」ことを言ってもらえません。患者さんとのお付き合いとまったく同じことです。「飲み会」の付き合いで対応することではありません。

患者さんは最高の先生

　患者さんは、医療者の人生のある時期を一緒に歩く友人であると同時に、**医療者にとっての先生**です。知識を深め、技を磨き、人生を学べるように、心と身体を提供してくれている先生です。医療におけるサービス・接遇とは、友人であり、先生である人に接する態度をとることなのです。

「困ったちゃん」も先生

　なにかといえば「反発」し、異論を唱える人がいます。いくら教えても「駄目な」後進は、かならずいます。でも、そのような人こそが、私たちが伝えようとしていることの内容や、伝えようとする姿勢の問題点を教えてくれてもいます。そのような後進と付き合うことで何かを学ぶ姿勢を持ち続けている人が教育者です [5]。教育者にとっては「困ったちゃん」「不肖の弟子」こそ最良の教師です。

1) 「教育については、この『伝える』という原点に帰って問うべきである。・・・そこにやむにやまれぬ『伝え』への意思が籠っていなければ、教育は成り立たない・・・」鷲田清一『おとなの背中』角川学芸出版 2013

2) 「お前はだめだ、お前はだめだ、とくされつづけた若者は非行化する」島崎敏樹『心の風物誌』岩波新書 1963

3) 「他人を怒鳴りつける人間は、目の前にいる人間の心身のパフォーマンスを向上させることを願っていない。むしろ相手の状況認識や対応能力を低下させることを目指している。・・・（そのことによって）獲得できるものは…『相対的な優位』である」内田樹『街場の憂国論』晶文社 2013

4) 佐伯胖は『「わかり方」の探究』（小学館　2004）の中で、指導者が正解・正解に至る流れを熟知していると、学習者と一緒に考えることをせずに、どんどん指導してしまい、その結果、学習者は意欲がそがれ、指示に従うだけになってしまうと、LOGO 学習の例を挙げて述べている。

5) 「患者に近づけない学生や、不適切な反応を示す学生の反応の中にこそ、深い共感が潜んでいるかもしれない。・・・看護に必要な感情は、学生たちのちょっとした興味や好奇心、必要とされる感覚、必要とされることを自分が必要としているという自覚、自分もまた与える人ではなく求める人であるという自覚なのではあるまいか」武井麻子「感情労働としてのケア」川本隆史編『ケアの社会心理学』有斐閣選書 2005 所収

医療者は自分の人生を大切に

　どんなに頑張っても、患者さんとのお付き合いがうまくいかないことはあります。時には「どうしてもこの人にうまくサービスが提供できない」「もう、こんな人にサービスなんかしていられない」と思うときがあります。医療は感情労働（パム・スミス『感情労働としての看護』武井麻子・前田泰樹訳、ゆみる出版2000）ですから、そのように感じる時はあってあたりまえです。

　クレームを言われたわけでもなく、こちらに手落ちがあったわけでもなくとも、患者さんとの関係がなんだかしっくりしないこともあります。「どうしても、この人のことが理解できない（共感できない）」「もう、いや」と思う事態にであうこともあります。いつも「正解」のお付き合いができるはずはありませんし、そもそもお付き合いに正解・不正解はありません。

　うまく行かない原因をぜんぶ患者さんのせいにしてしまうのは、自己中心的な思い違い（帰属の錯誤）ですが、ぜんぶ自分が至らぬためだと考えるのも錯誤です。自己批判と自己嫌悪の患者サービスは長続きしません。

　うまくいかないときに、混乱した頭で性急に原因探しをしても、たいてい的外れになります。少し時間をかけて態勢を立て直せば良いのですし、時間が解決することも少なくありません。

　そばにいることがつらい時には居続けなくても良いのです。それは「関係を断ち切る」ことではありません。自分に「ゆとり」がない時に、他人にサービスはできません。行きづまったら**一歩下がって、仕切り直せば良い**のです。サービスすることに疲れたら、そのことを宣言して一休みすることです。

　私生活に大きな問題を抱えているときにも、職場の人間関係が良くないときにも、サービスをすることは難しくなります。無理に頑張っても、ひずみは患者さんにかかってしまいます。

　同僚や他のスタッフみんなの力を借ります。だから、ふだんから周囲の人と良い関係を作っておくことが欠かせません。サービスは自分にも提供するものなのです。

　一人で鬱々としていると考えは的外れになりがちですから、信頼できる人に相談することも必要です。困った時に話を聴いてくれて、「耳の痛い」忠

告もしてくれる友人を作ることは、人生のどの場面でも欠かせません。

　趣味であれ旅行であれ、自分の暮らしのふり幅を大きくしておくことが大切です。ストレス発散になるということもありますが、広い視野で考えることを可能にしてくれます。ストレス発散とだけ考えていると、「ストレス」と「（それとは無縁の）ストレス発散」との間の溝が大きくなるばかりで、ストレスはいっそう悪化し、ストレス発散の行為が虚しいものになってしまいます。買い物に行く、料理や掃除・洗濯をする、友人と付き合う、恋をする、そういった誰もがしている自分の暮らしを厚みのあるものにすることが、患者さんと付き合うための〈資本〉を大きくします。

　医療者は、患者さんの「つらい」場面に繰り返し立ち会います。そのことで、医療者は誰もが心に傷を負っていきます。人のいのちに関わる仕事をしている日々の緊張からも、心が傷ついています。せっかく良い関係を作ろうと心がけてきたのに、お付き合いがぎくしゃくすると、そのことでも傷つきます。医療者の心には、繰り返し思い出される傷と、もう意識からは消えてしまっている傷とが重なってきています。だからこそ、頑張りすぎないことです。限界まで一人で頑張ると、心の傷から「悪魔」が出てきてしまいます。燃え尽きてしまいます。「まだもう少し頑張れそう」と感じられているところで、立ち止まるべきです。

　どんなときにも笑顔で変わらないサービスを提供できることがプロフェッションではありません。サービス提供が難しい自分の状況を早めに感じ取り、立ち止まったり、少し退却したりして、**体勢を立て直す**ことができる人が、プロフェッションです。

　なによりも自分を大切にすべきです。そもそも私たちは、自分のために仕事をしているのであって、自らを犠牲にして人類のため奉仕しているわけではありません。人は、誰でも自分のことが一番です。そう思う方が患者さんと仲良くなれそうです。

　自分が「嬉しくなる」ことが一番です。「人を喜ばせるために生きたらだめだ。人に喜ばれなくなったら、その人を恨んでしまう」という言葉を聞いたことがあります。「人を喜ばせる」ことには、自分の生きている意味を支えてくれる力があり、人はそのような仕事・生き方を選びます。ですから「自

分を喜ばせるために生きている」と言えるところから歩みだすほうが、患者さんとのお付き合いが続きます。「汝自身を愛するように汝の隣人を愛せ」という言葉は、自分を愛せない人は他人を愛することもできないと言っています。困難に直面したら、とりあえず「**自分を愛する**」ことが最優先の課題です。

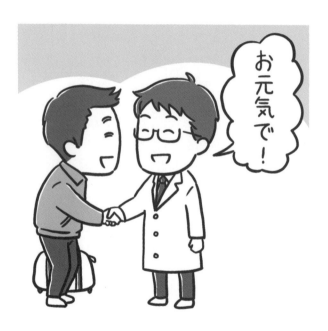

おわりに

　1967 年に大学に入学した私は、学生運動の時代のただ中で 6 年間を過ご
しました。医学部の運動の中では、「医療はほんとうに患者さんのためになっ
ているか」「医学研究とは何か」など医療のあり方について多くの問いが投
げかけられていました。その問いを受けて、私は医者になる時「医療は何より
りも、患者さんのこのように生きたいという思いを徹底的に尊重することに
貢献するものであり、そのためには患者－医師関係を変えていくことが欠か
せない」と考えるようになっていました。コミュニケーションはその時から
私の課題だったのです。

　けれども、実際に医者になってみるとコミュニケーションはうまくいかな
いことの方がずっと多かったのです。「患者 - 医師関係を変えなければ」と
いう一方的な思いからの言葉は、患者さんの「期待する医師像」とはズレて
いました。「あんな言い方はないわよ」「先生は冷たい」「『自分で考えること
でしょ』なんて、突き放すのはひどい」「先生はパッパ、ズバズバって言う
から、ついてこれない人もいますよ」などと母親たちから何度も言われまし
た。ずいぶんご迷惑をかけたと今も申しわけない気持ちでいます。看護師か
ら「お母さん、泣いていましたよ」「先生、あれでは通じないと思うよ。先
生の本意を言っておいたわよ」などと伝えられたこともあります。私を見捨
てることなくそのような言葉を投げかけてくれた母親たち（父親も）、「先生、
駄目だよ」とやさしく（?）諭してくれた看護師たち。みんながコミュニケー
ションの先生でした。

　夜の病棟では、子どもに付き添う母親たちの雑談の場に参加するよう、私
はしばしば呼び止められました。そこで医者の不適切な言葉遣いや医療の問
題について、たくさんのことを教えてもらいました。「つらい思い」を話し
出す人はもちろん少なくありませんでしたし、涙にもたくさん出会いました。
同時に、なにげない言葉の端々からも、秘められた思いや涙が伝わってきま
した。消灯後の病棟ラウンジや病室は、私の教室でした。病気の子どもたち
との会話から教えられることももちろんたくさんありましたが、会話してい
ること自体が楽しかった。楽しい会話ができることがコミュニケーションを
考える後押しをしてくれました。

　患者の言動に憤懣やるかたない看護師や医師の言動にも、院内を歩きなが

ら見聞きする職員の言動にも、コミュニケーションについて考えるヒントが
満ちていました。1977年からは武蔵野赤十字病院に勤務したのですが、10
年くらいたったころ「診療にあたって自分の抱いている思いを検証し、若い
人たちに思いを伝えたい」と考え、日本医学教育学会に入会しました。それ
もあって1999年から2013年まで武蔵野赤十字病院の研修医教育の責任者
となり、2006年には教育・研修担当副院長になりました。医者になるとき
出世や研究とは無縁に生きるつもりだったのに、人生は何があるかわからな
いものです。病院管理職の立場で多くの患者さんのご意見をうかがうことか
らも、接遇やコミュニケーションについて別の角度からたくさんのことを学
びました。3度にわたって武蔵野赤十字病院の増改築の病院担当者を務めた
ことでは、施設や病院運営という面で患者サービスについて多くのことを考
えさせられました。

　COML（ささえあい医療人権センター）の辻本好子さんと出会ったのは
1992年初頭のことで、以後2011年にお亡くなりになるまで親しくさせて
戴きました。1996年に辻本さんから模擬患者活動をしておられる佐伯晴子
さん（一般社団法人マイ・インフォームド・コンセント）をご紹介いただき、
それ以降、たくさんの大学や病院での医療面接演習のお手伝い、20以上の
大学でのOSCE（臨床実技試験）導入のお手伝いをすることになりました。
2000年以降は全国の大学や病院からコミュニケーションについての講演に
お招きいただく機会もふえました。

　この本は、こうした経験を通して私が接遇やコミュニケーションについて
考えてきたことをまとめたものです。これまで私にコミュニケーションにつ
いて教えて下さったたくさんの「先生」への恩返しのつもりで書いてきまし
た。とはいえ、もともと散漫な私の文章がこのように形を成したのは、ひと
えに篠原出版新社の井澤泰さんのお力添えの賜です。また、ミューズワーク
のねこまきさんが描いて下さった素敵なイラストのお蔭でこの本が温かいも
のになりました。お二人に心からお礼申し上げます。

　そして、最後までお読みくださったあなたに、心から「ありがとうござい
ました」。

　なお、「コミュニケーションのススメ」というエッセイを下記サイトに掲載しておりま
す。お時間のある時にお読みいただければ幸いです。

http://myinformedconsent.jp/kusaka_clm

244

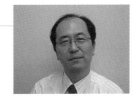

日下　隼人（くさか　はやと）

1947年 京都市生まれ、1973年 東京医科歯科大学医学部
卒業、1977年 武蔵野赤十字病院小児科勤務、2001年～
武蔵野赤十字病院臨床研修部長、小児科部長、副院長、教
育研修推進室長（兼任）を歴任、2013年3月 武蔵野赤十
字病院 定年退職
日本医学教育学会特別会員
e-mail : kusakah@31pc-seijo.com

主な著書

〈単　著〉　『子どもの病む世界で』（ゆみる出版）1984、『小児患者の初期診療』（篠原出版）
　　　　　　1991、『患者さんとのふれあいハンドブック』（照林社）1992、『ケアの情景』（医
　　　　　　学書院）1996、『話せる医療者』（医学書院）（佐伯晴子氏と共著）2000、『医療
　　　　　　の場のコミュニケーション』（篠原出版新社）2013、『医療者の心を贈るコミュニ
　　　　　　ケーション』（医歯薬出版）2016、など
〈分担執筆〉『臨床教育マニュアル－これからの教え方、学び方－』（篠原出版）1994、『医療
　　　　　　事故初期対応』（医学書院）2008、など

温かい医療をめざして －サービスを支えるコミュニケーション－

定価（本体 2,200 円 + 税）

2020年7月31日　第1版第1刷発行
著　　　者　日下　隼人 ©
発 行 者　藤原　大
編集協力　株式会社パピルス
イラスト　ねこまき（ミューズワーク）
印 刷 所　ツゲ印刷株式会社

発 行 所　株式会社 篠原出版新社
　　　　　〒113-0034　東京都文京区湯島 2-4-9 MD ビル
　　　　　電話（03）3816-5311（代表）　　郵便振替　00160-2-185375
　　　　　E-mail : info@shinoharashinsha.co.jp
　　　　　URL : www.shinoharashinsha.co.jp

乱丁・落丁の際はお取り替えいたします。
本書の全部または一部を無断で複写複製（コピー）することは、著作権・出版権の侵害になることがあります
のでご注意ください。

ISBN 978-4-86705-803-9 Printed in Japan